黃帝內經
靈樞

針灸學的奠基經典，掌握經脈運行
闡述人體經絡系統的運行原理

楊建宇，李楊，祁爍 主編

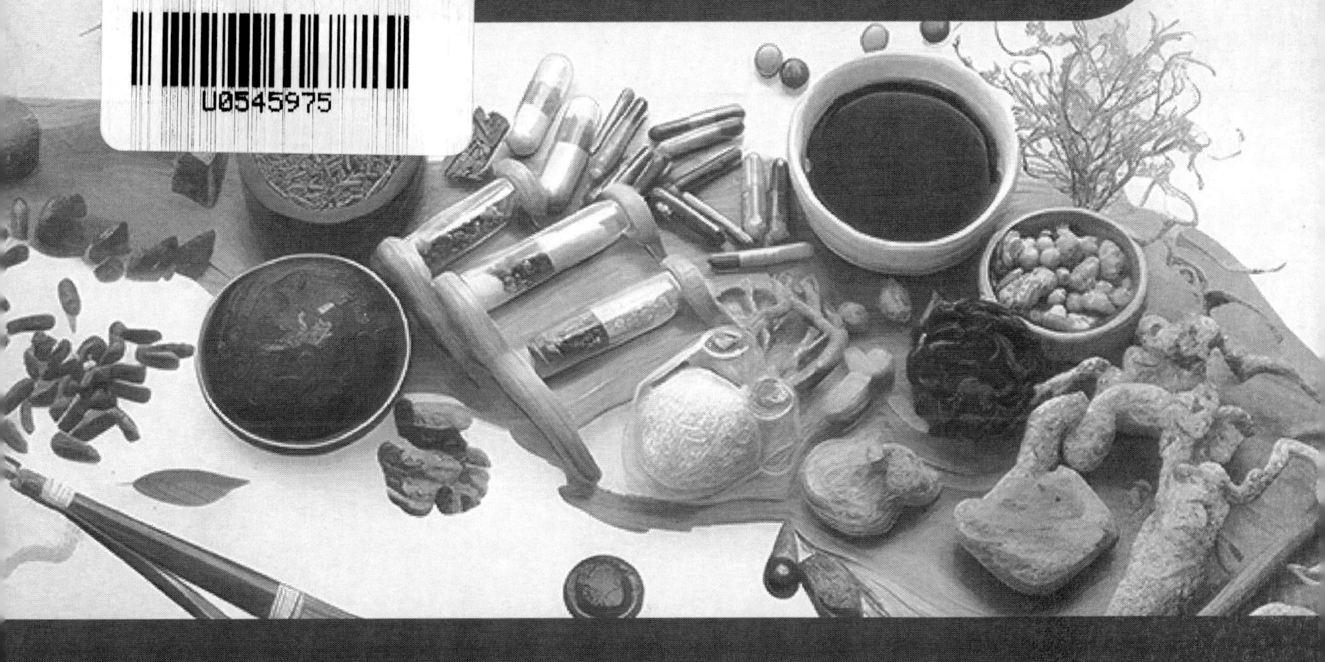

《黃帝內經靈樞》是中國古代醫學經典，
《黃帝內經》的重要組成部分之一

與《素問》並稱為《黃帝內經》的兩大主體
特別在針灸學的發展中，具有里程碑式的地位

編委會

主編　楊建宇　李楊　祁爍

副主編　王娟　張曉芬　郭宏昌

編委　盛國法　代民濤　蘇玲　郭曉芬　魏素麗　劉銀姣

組織編寫

中國中醫藥現代遠程教育雜誌社

炎黃中醫師承教育學院經典教研室

河南中醫藥大學經典專家組

中華中醫藥中和醫派楊建宇京畿豫醫工作室

出版者的話

中醫藥凝聚著深邃的哲學智慧和中華民族幾千年的健康養生理念及其實踐經驗，是中國古代科學的瑰寶，也是打開中華文明寶庫的鑰匙；深入研究和科學總結中醫藥學對豐富世界醫學事業、推進生命科學研究具有積極意義，大力發揚中醫藥是未來的重要任務。爲了傳承和發揚光大中醫藥學，使中醫藥學更好地爲全人類的健康保健和疾病防治服務，我們特從浩如煙海的中醫典籍裏精選了《黄帝内經素問》《黄帝内經靈樞》《神農本草經》《溫病條辨》《難經·難經正義》《新刊王氏脈經》，輯爲『典籍裏的中醫叢書』。

『典籍裏的中醫叢書』精選善本，力求復現原文，呈現中醫典籍美篇；堅持繁體豎排，更具有傳統文化底蘊，超顯中醫文獻典籍的書卷之馨；中醫藥典籍源遠流長，版本多甚，文字有異，對書中異體字、通假字徑直統一，減少研閱阻礙；重在原文，少選釋注，僅加句讀，給發皇古義，尋覓先賢之旨留下更大的理性思緒空間，利于學術探研。

期望『典籍裏的中醫叢書』的出版，能充分展現中醫藥學根源與精髓之所在，使廣大的中醫人通過溫習中醫經典、傳承中醫經典、弘揚中醫經典，成就更多中醫大師，爲實現『健康中國』做出自己的貢獻。

黃帝素問靈樞經叙

昔黃帝作《内經》十八卷，《靈樞》九卷，《素問》九卷，迺其數焉。世所奉行唯《素問》耳。越人得其一二而述《難經》，皇甫謐次而爲《甲乙》，諸家之說，悉自此始。其間或有得失，未可爲後世瀍。則謂如南陽活人書。稱欬逆者，噦也。謹按《靈樞經》曰：新谷氣入於胃，與故寒氣相爭，故曰噦。舉而並之，則理可斷矣。又如《難經》第六十五篇，是越人標指《靈樞》本輸之大略，世或以爲流注。謹按《靈樞經》曰：所言節者，神氣之所遊行出入也，非皮肉筋骨也；又曰：神氣者，正氣也。神氣之所遊行出入者，流注也；井滎輸經合者，本輸也。舉而並之，則知相去不啻天壤之異。但恨《靈樞》不傳夂矣，世莫能究。夫爲醫者，在讀醫書耳，讀而不能爲醫者有矣，未有不讀而能爲醫者也。不讀醫書，又非世業，殺人尤毒於梃刃。是故古人有言曰：爲人子而不讀醫書，由爲不孝也。僕本庸昧，自髫迄壯，潛心斯道，頗涉其理。輒不自揣，叅對諸書，再行校正。家藏舊本《靈樞》九卷，共八十一篇，增修音釋，附於卷末，勒爲二十四卷。庶使好生之人，開卷易明，了無差別。除已具狀經所屬申明外，准使府指揮依條申轉運司選官詳定，具書送祕書省國子監。今崧專訪請名醫，更乞叅詳，免誤將來。利益無窮，功實有自。

時宋紹興乙亥仲夏望日　錦官史崧題

黄帝内經靈樞目録

卷之一

卷之二

卷之三

卷之十

卷之十一

卷之一

九鍼十二原第一 灋天

黃帝問於岐伯曰：余子萬民，養百姓，而收其租稅。余哀其不給，而屬有疾病。余欲勿使被毒藥，無用砭石，欲以微鍼通其經脈，調其血氣，營其逆順出入之會。令可傳於後世，必朙爲之灋，令終而不滅，久而不絕，易用難忘，爲之經紀。異其章，別其表裏，爲之終始，令各有形，先立《鍼經》，願聞其情。岐伯荅曰：臣請推而次之，令有綱紀，始於一，終於九焉。請言其道。

小鍼之要，易陳而難入，麤守形，上守神，神乎神，客在門，未覩其疾，惡知其原？刺之微，在速遲。麤守關，上守機。機之動，不離其空。空中之機，清靜而微。其來不可逢，其徃不可追。知機之道者，不可掛以髮；不知機道，扣之不發。知其徃來，要與之期。麤之闇乎，妙哉！工獨有之。徃者爲逆，來者爲順。朙知逆順，正行無問。逆而奪之，惡得無虛？追而濟之，惡得無實？迎之隨之，以意和之，鍼道畢矣。

凡用鍼者，虛則實之，滿則泄之，宛陳則除之，邪勝則虛之。《大要》曰：徐而疾則實，疾而徐則虛。言實與虛，若有若無。察後與先，若存若亾。爲虛與實，若得若失。虛實之要，九鍼最妙，補瀉之時，以鍼爲之。瀉曰：必持內之，放而出之，排陽得鍼，邪氣得泄。按而引鍼，是謂內溫，血不得散，氣不得出也。補曰：

隨之隨之，意若妄之，若行若按，如蟁虻止，如留如還。去如絃絶，令左屬右，其氣故止，外門已閉，中氣迺實，必無留血，急取誅之。持鍼之道，堅者爲寶。正指直刺，無鍼左右。神在秋毫，屬意病者。審視血脈者，刺之無殆。方刺之時，必在懸陽，及與兩衛。神屬勿去，知病存亾。血脈者，在腧横居，視之獨澄，切之獨堅。

九鍼之名，各不同形：一曰鑱鍼，長一寸六分；二曰員鍼，長一寸六分；三曰鍉鍼，長三寸半；四曰鋒鍼，長一寸六分；五曰鈹鍼，長四寸，廣二分半；六曰員利鍼，長一寸六分；七曰毫鍼，長三寸六分；八曰長鍼，長七寸；九曰大鍼，長四寸。鑱鍼者，頭大末鋭，去瀉陽氣；員鍼者，鍼如卵形，揩摩分間，不得傷肌肉，以瀉分氣；鍉鍼者，鋒如黍粟之鋭，主按脈勿陷，以致其氣；鋒鍼者，刃三隅，以發痼疾；鈹鍼者，末如劒鋒，以取大膿；員利鍼者，大如氂，且員且鋭，中身微大，以取暴氣；毫鍼者，尖如蟁虻喙，靜以徐往，微以久留之而養，以取痛痹；長鍼者，鋒利身薄，可以取遠痹；大鍼者，尖如梃，其鋒微員，以瀉機關之水也。九鍼畢矣。

夫氣之在脈也，邪氣在上，濁氣在中，清氣在下。故鍼陷脈則邪氣出，鍼中脈則濁氣出，鍼大深則邪氣反沈，病益。故曰：皮肉筋脈，各有所處，病各有所宜，各不同形，各以任其所宜。無實無虛，損不足而益有余，是謂甚病。病益甚，取五脈者死，取三脈者恇。奪陰者死，奪陽者狂。鍼害畢矣。刺之而氣不至，無問其數；刺之而氣至，迺去之，勿復鍼。鍼各有所宜，各不同形，各任其所爲。刺之要，氣至而有効，効之信，若風之吹雲，朙乎若見蒼天。刺之道畢矣。

黄帝曰：願聞五藏六府所出之處。岐伯曰：五藏五腧，五五二十五腧；六府六腧，六六三十六腧。經脈十二，絡脈十五，凡二十七氣，以上下。所出爲井，所溜爲滎，所注爲輸，所行爲經，所入爲合，二十七氣所行，皆在五腧也。節之交，三百六十五會。知其要者，一言而終，不知其要，流散無窮。所言節者，神氣之所遊行出入也，非皮肉筋骨也。

覩其色，察其目，知其散復；一其形，聽其動靜，知其邪正。右主推之，左持而御之，氣至而去之。凡將用鍼，必先診脈，視氣之劇易，迺可以治也。五藏之氣已絶於內，而用鍼者反實其外，是謂重竭。重竭必死，其死也靜。治之者輒反其氣，取腋與膺。五藏之氣已絶於外，而用鍼者反實其內，是謂逆厥。逆厥則必死，其死也躁。治之者反取四末。刺之害中而不去，則精泄；害中而去，則致氣。精泄則病益甚而恇，致氣則生爲癰瘍。

五藏有六府，六府有十二原，十二原出於四關，四關主治五藏。五藏有疾，當取之十二原。十二原者，五藏之所以禀三百六十五節氣味也。五藏有疾也，應出十二原，十二原各有所出，明知其原，覩其應，而知五藏之害矣。陽中之少陰，肺也，其原出於太淵，太淵二。陽中之太陽，心也，其原出於大陵，大陵二。陰中之少陽，肝也，其原出於太衝，太衝二。陰中之至陰，脾也，其原出於太白，太白二。陰中之太陰，腎也，其原出於太谿，太谿二。膏之原，出於鳩尾，鳩尾一。肓之原，出於脖胦，脖胦一。凡此十二原者，主治五藏六府之有疾者也。脹取三陽，飧泄取三陰。

今夫五藏之有疾也，譬猶刺也，猶污也，猶結也，猶閉也。刺雖久，猶可拔也；污雖久，猶可雪也；結雖久，猶可解也；閉雖久，猶可決也。或言久疾之不可取者，非其說也。夫善用鍼者，取其疾也，猶拔刺也，猶雪污也，猶解結也，猶決閉也。疾雖久，猶可畢也。言不可治者，未得其術也。刺諸熱者，如以手探湯；刺寒清者，如人不欲行。陰有陽疾者，取之下陵、三裏，正往無殆，氣下迺止，不下復始也。疾高而內者，取之陰之陵泉；疾高而外者，取之陽之陵泉也。

宛陳上音鬱又音蘊又於阮切 耄莫高切又音毫 在腧春遇切 鑱鉏銜切 鍉音低 鈹音皮 蚩喙下許穢切 取三脈者恇曲切謹按恇王謂不足也 脖胦上蒲没切下烏朗切又於桑切 溜謹按難經當作流 滎音營絶小水也

本輸第二 灋地

黃帝問於岐伯曰：凡刺之道，必通十二經絡之所終始，絡脈之所別處，五輸之所留，六府之所與合，四時之所出入，五藏之所溜處，闊數之度，淺深之狀，高下所至。願聞其解。岐伯曰：請言其次也。

肺出於少商，少商者，手大指端内側也，爲井木；溜於魚際，魚際者，手魚也，爲滎；注於太淵，太淵，魚後一寸陷者中也，爲腧；行於經渠，經渠，寸口中也，動而不居，爲經；入於尺澤，尺澤，肘中之動脈也，爲合；手太陰經也。

心出於中衝，中衝，手中指之端也，爲井木；溜於勞宮，勞宮，掌中中指本節之内間也，爲滎；注於大陵，大陵，掌後兩骨之間方下者也，爲腧；行於間使，間使之道，兩筋之間，三寸之中也，有過則至，無過則止，爲經；入於曲澤，曲澤，肘内廉下陷者之中也，屈而得之，爲合。手少陰也。

肝出於大敦，大敦者，足大指之端及三毛之中也，爲井木；溜於行間，行間，足大指間也，爲滎；注於太衝，太衝，行間上二寸陷者之中也，爲腧；行於中封，中封，内踝之前一寸半陷者之中，使逆則宛，使和則通，搖足而得之，爲經；入於曲泉，曲泉，輔骨之下，大筋之上也，屈膝而得之，爲合。足厥陰也。

脾出於隱白，隱白者，足大指之端内側也，爲井木；溜於大都，大都，本節之後下陷者之中也，爲滎；

注於太白，太白，腕骨之下也，爲腧；行於商丘，商丘，内踝之下陷者之中也，爲經；入於陰之陵泉，陰之陵泉，輔骨之下陷者之中也，伸而得之，爲合。足太陰也。

腎出於湧泉，湧泉者，足心也，爲井木；溜於然谷，然谷，然骨之下者也，爲滎；注於太谿，太谿，内踝之後，跟骨之上陷中者也，爲腧；行於復溜，復溜，上内踝二寸，動而不休，爲經；入於陰谷，陰谷，輔骨之後，大筋之下，小筋之上也，按之應手，屈膝而得之，爲合。足少陰經也。

膀胱出於至陰，至陰者，足小指之端也，爲井金；溜於通谷，通谷，本節之前外側也，爲滎；注於束骨，束骨，本節之後陷者中也，爲腧；過於京骨，京骨，足外側大骨之下，爲原；行於崑崙，崑崙，在外踝之後，跟骨之上，爲經；入於委中，委中，膕中央，爲合，委而取之。足太陽也。

膽出於竅陰，竅陰者，足小指次指之端也，爲井金；溜於俠谿，俠谿，足小指次指之間也，爲滎；注於臨泣，臨泣，上行一寸半陷者中也，爲腧；過於丘墟，丘墟，外踝之前下陷者中也，爲原；行於陽輔，陽輔，外踝之上，輔骨之前，及絶骨之端也，爲經；入於陽之陵泉，陽之陵泉，在膝外陷者中也，爲合，伸而得之。足少陽也。

胃出於厲兑，厲兑者，足大指内次指之端也，爲井金；溜於内庭，内庭，次指外間也，爲滎；注於陷谷，陷谷者，上中指内間上行二寸陷者中也，爲腧；過於衝陽，衝陽，足跗上五寸陷者中也，爲原，搖足而得之；行於解谿，解谿，上衝陽一寸半陷者中也，爲經；入於下陵，下陵，膝下三寸，䯒骨外三里也，爲合；復下三里三寸，爲巨虚上廉，復下上廉三寸，爲巨虚下廉也；大腸屬上，小腸屬下，足陽明胃脈也。大腸小腸，皆屬於胃，是足陽明也。

三焦者，上合手少陽，出於關衝，關衝者，手小指次指之端也，爲井金；溜於液門，液門，小指次指之間也，爲滎；注於中渚，中渚，本節之後陷者中也，爲腧；過於陽池，陽池，在腕上陷者之中也，爲原；行於支溝，支溝，上腕三寸，兩骨之間陷者中也，爲經；入於天井，天井，在肘外大骨之上陷者中也，爲合，屈肘迺得之；三焦下腧，在於足大指之前，少陽之後，出於膕中外廉，名曰委陽，是太陽絡也，手少陽經也。三焦者，足少陽太陰（一本作陽）之所將，太陽之別也，上踝五寸，別入貫腨腸，出於委陽，並太陽之正，入絡膀胱，約下焦，實則閉癃，虛則遺溺。遺溺則補之，閉癃則瀉之。

手太陽小腸者，上合於太陽，出於少澤，少澤，小指之端也，爲井金；溜於前谷，前谷，在手外廉本節前陷者中也，爲滎；注於後谿，後谿者，在手外側本節之後也，爲腧；過於腕骨，腕骨，在手外側腕骨之前，爲原；行於陽谷，陽谷，在銳骨之下陷者中也，爲經；入於小海，小海，在肘内大骨之外，去端半寸陷者中也，伸臂而得之，爲合。手太陽經也。

大腸，上合手陽明，出於商陽，商陽，大指次指之端也，爲井金；溜於本節之前二間，爲滎；注於本節之後三間，爲腧；過於合谷，合谷，在大指岐骨之間，爲原；行於陽谿，陽谿，在兩筋間陷者中也，爲經；入於曲池，在肘外輔骨陷者中，屈臂而得之，爲合。手陽明也。

是謂五藏六府之腧，五五二十五腧，六六三十六腧也。六府皆出足之三陽，上合於手者也。

缺盆之中，任脈也，名曰天突。一次任脈側之動脈，足陽明也，名曰人迎；二次脈，手陽明也，名曰扶突；三次脈，手太陽也，名曰天窗；四次脈，足少陽也，名曰天容；五次脈，手少陽也，名曰天牖；六次脈，足太陽也，名曰天柱；七次脈，頸中央之脈，督脈也，名曰風府。腋內動脈，手太陰也，名曰天府。腋下三寸，手心主也，名曰天池。

刺上關者，呿不能欠。刺下關者，欠不能呿。刺犢鼻者，屈不能伸。刺兩關者，伸不能屈。

足陽明，挾喉之動脈也，其腧在膺中。手陽明，次在其腧外，不至曲頰一寸。手太陽，當曲頰。足少陽，在耳下曲頰之後。手少陽，出耳後，上加完骨之上。足太陽，挾項大筋之中髮際。陰尺動脈，在五里，五腧之禁也。

肺合大腸，大腸者，傳道之府。心合小腸，小腸者，受盛之府。肝合膽，膽者，中精之府。脾合胃，胃者，五谷之府。腎合膀胱，膀胱者，津液之府也。少陽屬腎，腎上連肺，故將兩藏。三焦者，中瀆之府也，水道出焉，屬膀胱，是孤之府也。是六府之所與合者。

春取絡脈諸滎大經分肉之間，甚者深取之，間者淺取之。夏取諸腧孫絡肌肉皮膚之上。秋取諸合，余如春灋。冬取諸井諸腧之分，欲深而留之。此四時之序，氣之所處，病之所舍，藏之所宜。轉筋者，立而取之，可令遂已。痿厥者，張而刺之，可令立快也。

闊數（下色角切）　足跗（下音夫）　呿（祛遮切）　腨（時兖切）

小鍼解第三 灋人

所謂易陳者，易言也。難入者，難著於人也。麤守形者，守刺灋也。上守神者，守人之血氣有余不足，可補瀉也。神客者，正邪共會也。神者，正氣也。客者，邪氣也。在門者，邪循正氣之所出入也。未覩其疾者，先知邪正何經之疾也。惡知其原者，先知何經之病，所取之處也。

刺之微在數遲者，徐疾之意也。麤守關者，守四肢而不知血氣正邪之徃來也。上守機者，知守氣也。機之動不離其空中者，知氣之虛實，用鍼之徐疾也。空中之機，清靜以微者，鍼以得氣，密意守氣勿失也。其來不可逢者，氣盛不可補也。其徃不可追者，氣虛不可瀉也。不可掛以髮者，言氣易失也。扣之不發者，言不知補瀉之意也，血氣已盡而氣不下也。知其徃來者，知氣之逆順盛虛也。要與之期者，知氣之可取之時也。麤之闇者，冥冥不知氣之微密也。妙哉！工獨有之者，盡知鍼意也。徃者爲逆者，言氣之虛而小，小者逆也。來者爲順者，言形氣之平，平者順也。眀知逆順正行無問者，言知所取之處也。迎而奪之者，瀉也。追而濟之者，補也。

所謂虛則實之者，氣口虛而當補之也。滿則泄之者，氣口盛而當瀉之也。宛陳則除之者，去血脈也。邪勝則虛之者，言諸經有盛者，皆瀉其邪也。徐而疾則實者，言徐內而疾出也。疾而徐則虛者，言疾內而徐出也。言實與虛，若有若無者，言實者有氣，虛者無氣也。察後與先，若亾若存者，言氣之虛實，補瀉之先後也，察其氣之已下與常存也。爲虚與實，若得若失者，言補者佖然若有得也，瀉則怳然若有失也。

夫氣之在脈也，邪氣在上者，言邪氣之中人也高，故邪氣在上也。濁氣在中者，言水谷皆入於胃，其精氣上注於肺，濁溜於腸胃，言寒溫不適，飲食不節，而病生於腸胃，故命曰濁氣在中也。清氣在下者，言清濕地氣之中人也，必從足始，故曰清氣在下也。鍼陷脈則邪氣出者，取之上。鍼中脈則濁氣出者，取之陽明合也。鍼大深則邪氣反沈者，言淺浮之病，不欲深刺也，深則邪氣從之入，故曰反沈也。皮肉筋脈各有所處者，言經絡各有所主也。取五脈者死，言病在中，氣不足，但用鍼盡大瀉其諸陰之脈也。取三陽之脈者，唯言盡瀉三陽之氣，令病人恇然不復也。奪陰者死，言取尺之五里五往者也。奪陽者狂，正言也。

覩其色，察其目，知其散復，一其形，聽其動靜者，言上工知相五色於目，有知調尺寸小大緩急滑濇，以言所病也。知其邪正者，知論虚邪與正邪之風也。右主推之，左持而御之者，言持鍼而出入也。氣至而去之者，言補瀉氣調而去之也。調氣在於終始一者，持心也。節之交三百六十五會者，絡脈之滲灌諸節者也。

所謂五藏之氣，已絶於内者，脈口氣内絶不至，反取其外之病處，與陽經之合，有留鍼以致陽氣，陽氣至則内重竭，重竭則死矣。其死也，無氣以動，故靜。所謂五藏之氣已絶於外者，脈口氣外絶不至，反取其四末之輸，有留鍼以致其陰氣，陰氣至則陽氣反入，入則逆，逆則死矣。其死也，陰氣有余，故躁。所以察其目者，五藏使五色循明，循明則聲章，聲章者，則言聲與平生異也。

佖然（上皮筆切又音必滿貌） 怳然（上吁往切狂貌） 深内（下音納）

邪氣藏府病形第四 瀍時

黃帝問於岐伯曰：邪氣之中人也奈何？岐伯荅曰：邪氣之中人高也。黃帝曰：高下有度乎？岐伯曰：身半已上者，邪中之也；身半已下者，濕中之也。故曰：邪之中人也，無有常。中於陰則溜於府，中於陽則溜於經。

黃帝曰：陰之與陽也，異名同類，上下相會，經絡之相貫，如環無端。邪之中人，或中於陰，或中於陽，上下左右，無有恒常，其故何也？岐伯曰：諸陽之會，皆在於面。中人也，方乘虛時及新用力，若飲食汗出腠理開，而中於邪。中於面則下陽明，中於項則下太陽，中於頰則下少陽，其中於膺背兩脇亦中其經。

黃帝曰：其中於陰奈何？岐伯荅曰：中於陰者，常從臂胻始。夫臂與胻，其陰皮薄，其肉淖澤，故俱受於風，獨傷其陰。

黃帝曰：此故傷其藏乎？岐伯荅曰：身之中於風也，不必動藏。故邪入於陰經，則其藏氣實，邪氣入而不能客，故還之於府。故中陽則溜於經，中陰則溜於府。

黃帝曰：邪之中人藏奈何？岐伯曰：愁憂恐懼則傷心。形寒寒飲則傷肺，以其兩寒相感，中外皆傷，故氣逆而上行。有所墮墜，惡血留內，若有所大怒，氣上而不下，積於脇下，則傷肝。有所擊仆，若醉入房，汗出當風，則傷脾。有所用力舉重，若入房過度，汗出浴水，則傷腎。

黄帝曰：五藏之中風奈何？岐伯曰：陰陽俱感，邪迺得往。黄帝曰：善哉。

黄帝問於岐伯曰：首面與身形也，屬骨連筋，同血合於氣耳。天寒則裂地淩冰，其卒寒，或手足懈惰，然而其面不衣，何也？岐伯荅曰：十二經脈，三百六十五絡，其血氣皆上於面而走空竅。其精陽氣上走於目而爲睛，其別氣走於耳而爲聽，其宗氣上出於鼻而爲臭，其濁氣出於胃，走脣舌而爲味。其氣之津液皆上熏於面，而皮又厚，其肉堅，故天氣甚寒，不能勝之也。

黄帝曰：邪之中人，其病形何如？岐伯曰：虚邪之中身也，洒淅動形；正邪之中人也微，先見於色，不知於身，若有若無，若亾若存，有形無形，莫知其情。黄帝曰：善哉。

黄帝問於岐伯曰：余聞之，見其色，知其病，命曰明；按其脈，知其病，命曰神；問其病，知其處，命曰工。余願聞見而知之，按而得之，問而極之，爲之奈何？岐伯荅曰：夫色，脈與尺之相應也，如桴鼓影響之相應也，不得相失也。此亦本末根葉之出候也，故根死則葉枯矣。色脈形肉不得相失也，故知一則爲工，知二則爲神，知三則神且明矣。

黄帝曰：願卒聞之。岐伯荅曰：色青者，其脈絃也；赤者，其脈鉤也；黄者，其脈代也；白者，其脈毛；黑者，其脈石。見其色而不得其脈，反得其相勝之脈，則死矣；得其相生之脈，則病已矣。

黄帝問於岐伯曰：五藏之所生，變化之病形何如？岐伯荅曰：先定其五色五脈之應，其病迺可別也。黄帝曰：色脈已定，別之奈何？岐伯曰：調其脈之緩、急、小、大、滑、濇，而病變定矣。

黃帝曰：調之奈何？岐伯荅曰：脈急者，尺之皮膚亦急；脈緩者，尺之皮膚亦緩；脈小者，尺之皮膚亦減而少氣；脈大者，尺之皮膚亦賁而起；脈滑者，尺之皮膚亦滑；脈濇者，尺之皮膚亦濇。凡此變者，有微有甚。故善調尺者，不待於寸；善調脈者，不待於色。能參合而行之者，可以爲上工，上工十全九；行二者，爲中工，中工十全七；行一者，爲下工，下工十全六。

黃帝曰：請問脈之緩、急、小、大、滑、濇之病形何如？岐伯曰：臣請言五藏之病變也。心脈急甚者爲瘛瘲；微急爲心痛引背，食不下；緩甚爲狂笑；微緩爲伏梁，在心下，上下行，時唾血；大甚爲喉吤；微大爲心痺引背，善淚出；小甚爲善噦；微小爲消癉；滑甚爲善渴；微滑爲心疝引臍，小腹鳴；濇甚爲瘖；微濇爲血溢，維厥耳鳴，顛疾。

肺脈急甚爲癲疾；微急爲肺寒熱，怠惰，欬唾血，引腰背胷，若鼻息肉不通；緩甚爲多汗；微緩爲痿瘻，偏風，頭以下汗出不可止；大甚爲脛腫；微大爲肺痺，引胷背，起惡日光；小甚爲泄；微小爲消癉；滑甚爲息賁上氣；微滑爲上下出血；濇甚爲嘔血；微濇爲鼠瘻，在頸支腋之間，下不勝其上，其應善痠矣。

肝脈急甚者爲惡言；微急爲肥氣在脇下，若覆杯；緩甚爲善嘔；微緩爲水瘕痺也；大甚爲內癰，善嘔衄；微大爲肝痺，陰縮，欬引小腹；小甚爲多飲；微小爲消癉；滑甚爲㿗疝；微滑爲遺溺；濇甚爲溢飲；微濇爲瘛攣筋痺。

脾脈急甚爲瘛瘲；微急爲膈中，食飲入而還出，後沃沫；緩甚爲痿厥；微緩爲風痿，四肢不用，心慧然若無病；大甚爲擊仆；微大爲疝氣，腹裏大，膿血在腸胃之外；小甚爲寒熱；微小爲消癉；滑甚爲瘄癃；微滑爲蟲毒蛕蠍腹熱；濇甚爲腸瘄；微濇爲内瘄，多下膿血。

腎脈急甚爲骨癲疾；微急爲沈厥，奔豚，足不收，不得前後；緩甚爲折脊；微緩爲洞，洞者，食不化，下嗌還出。大甚爲陰痿；微大爲石水，起臍已下至小腹腄腄然，上至胃脘，死不治；小甚爲洞泄；微小爲消癉；滑甚爲癃瘄；微滑爲骨痿，坐不能起，起則目無所見；濇甚爲大癰；微濇爲不月，沈痔。

黄帝曰：病之六變者，刺之奈何？岐伯荅曰：諸急者多寒，緩者多熱；大者多氣少血，小者血氣皆少；滑者陽氣盛，微有熱，濇者多血少氣，微有寒。是故刺急者，深内而久留之；刺緩者，淺内而疾發鍼，以去其熱；刺大者，微瀉其氣，無出其血；刺滑者，疾發鍼而淺内之，以瀉其陽氣而去其熱；刺濇者，必中其脈，隨其逆順而久留之，必先按而循之，已發鍼，疾按其痏，無令其血出，以和其脈。諸小者，陰陽形氣俱不足，勿取以鍼，而調以甘藥也。

黄帝曰：余聞五藏六府之氣，滎、輸所入爲合。令何道從入，入安連過？願聞其故。岐伯荅曰：此陽脈之别入於内，屬於府者也。

黄帝曰：滎、輸與合，各有名乎？岐伯荅曰：滎、輸治外經，合治内府。黄帝曰：治内府奈何？岐伯曰：取之於合。黄帝曰：合各有名乎？岐伯荅曰：胃合於三里，大腸合入於巨虛上廉，小腸合入於巨虛下廉，三焦合入於委陽，膀胱合入於委中央，膽合入於陽陵泉。

黄帝曰：取之奈何？岐伯荅曰：取之三里者，低跗；取之巨虚者，舉足；取之委陽者，屈伸而索之；委中者，屈而取之；陽陵泉者，正竪膝予之齊，下至委陽之陽取之；取諸外經者，揄申而從之。

黄帝曰：願聞六府之病。岐伯荅曰：面熱者，足陽明病；魚絡血者，手陽明病；兩跗之上脈竪陷者，足陽明病，此胃脈也。

大腸病者，腸中切痛而鳴濯濯，冬日重感於寒卽泄，當臍而痛，不能久立。與胃同候，取巨虚上廉。胃病者，腹䐜脹，胃脘當心而痛，上支兩脇，膈咽不通，食飲不下。取之三里也。

小腸病者，小腹痛，腰脊控睪而痛，時窘之後，當耳前熱，若寒甚，若獨肩上熱甚，及手小指次指之間熱，若脈陷者，此其候也。手太陽病也，取之巨虚下廉。

三焦病者，腹氣滿，小腹尤堅，不得小便，窘急，溢則水，留卽爲脹，候在足太陽之外大絡，大絡在太陽少陽之間，亦見於脈，取委陽。

膀胱病者，小腹偏腫而痛，以手按之，卽欲小便而不得，肩上熱，若脈陷，及足小指外廉及脛踝後皆熱。若脈陷，取委中央。

膽病者，善太息，口苦，嘔宿汁，心下澹澹，恐人將捕之，嗌中吤吤然，數唾。在足少陽之本末，亦視其脈之陷下者，灸之，其寒熱者，取陽陵泉。

黄帝曰：刺之有道乎？岐伯荅曰：刺此者，必中氣穴，無中肉節。中氣穴，則鍼染（一作遊）於巷，中肉節卽皮膚痛，補瀉反則病益篤，中筋則筋緩，邪氣不出，與其眞相搏，亂而不去，反還内著。用鍼不審，以順爲逆也。

中於膺背（一作肩背）亦中其經（一本作下其經）胻（戶當切）淖澤（上奴教切下皆同甲乙經上音濁下音液謹詳淖濁也澤液也）入而不客（一本作容）瘛瘲（上治下縱）吤（音戒）噦（乙劣切）息賁（下奔音）痠（音酸）瘕（音賈）瘖（徒回切）

仆（音付）蛕蟩（上胡恢切下胡葛切腹中長蟲蠹蟲也）腄（竹垂切）痏（榮美切）揄（春朱切）睪（音高也陰丸）維厥（詳此經絡有陽維陰維故有維厥）

卷之二

根結第五 瀼音

岐伯曰：天地相感，寒暖相移，陰陽之道，孰少孰多，陰道偶，陽道奇。發於春夏，陰氣少，陽氣多，陰陽不調，何補何瀉。發於秋冬，陽氣少，陰氣多，陰氣盛而陽氣衰，故莖葉枯槁，濕雨下歸，陰陽相移，何瀉何補。奇邪離經，不可勝數，不知根結，五藏六府，折關敗樞，開闔而走，陰陽大失，不可復取。九鍼之玄，要在終始，故能知終始，一言而畢，不知終始，鍼道咸絶。

太陽根於至陰，結於命門。命門者，目也。陽明根於厲兌，結於顙大。顙大者，鉗耳也。少陽根於竅陰，結於窻籠。窻籠者，耳中也。太陽爲開，陽明爲闔，少陽爲樞。故開折則肉節瀆而暴病起矣，故暴病者，取之太陽，視有余不足。瀆者，皮肉宛膲而弱也。闔折則氣無所止息而痿疾起矣，故痿疾者，取之陽明，視有余不足。無所止息者，眞氣稽留，邪氣居之也。樞折即骨繇而不安於地，故骨繇者，取之少陽，視有余不足。骨繇者，節緩而不收也。所謂骨繇者，搖故也。當窮其本也。太陰根於隱白，結於太倉。少陰根於湧泉，結於廉泉。厥陰根於大敦，結於玉英，絡於膻中。太陰爲開，厥陰爲闔，少陽爲樞。故開折則倉廩無所輸膈洞，膈洞者，取之太陰，視有余不足。故開折者，氣不足而生病也。闔折即氣絶而喜悲，悲者，取之厥陰，視有余不足。樞折則脈有所結而不通，不通者，取之少陰，視有余不足。有結者，皆取之不足。

足太陽根於至陰，溜於京骨，注於崑崙，入於天柱、飛揚也。足少陽根於竅陰，溜於丘墟，注於陽輔，入於天容、光明也。足陽明根於厲兊，溜於衝陽，注於下陵，入於人迎、豐隆也。手太陽根於少澤，溜於陽谷，注於小海，入於天窻、支正也。手少陽根於關衝，溜於陽池，注於支溝，入於天牖、外關也。手陽明根於商陽，溜於合谷，注於陽谿，入於扶突、偏歷也。此所謂十二經者，盛絡皆當取之。

一日一夜五十營，以營五藏之精，不應數者，名曰狂生。所謂五十營者，五藏皆受氣，持其脈口，數其至也，五十動而不一代者，五藏皆受氣；四十動一代者，一藏無氣；三十動一代者，二藏無氣；二十動一代者，三藏無氣；十動一代者，四藏無氣；不滿十動一代者，五藏無氣。予之短期，要在終始。所謂五十動而不一代者，以爲常也，以知五藏之期。予之短期者，乍數乍踈也。

黄帝曰：逆順五體者，言人骨節之小大，肉之堅脆，皮之厚薄，血之清濁，氣之滑濇，脈之長短，血之多少，經絡之數，余已知之矣，此皆布衣匹夫之士也。夫王公大人，血食之君，身體柔脆，肌肉軟弱，血氣慓悍滑利，其刺之徐疾淺深多少，可得同之乎？岐伯荅曰：膏粱菽藿之味，何可同也？氣滑即出疾，其氣濇則出遲，氣悍則鍼小而入淺，氣濇則鍼大而入深，深則欲留，淺則欲疾。以此觀之，刺布衣者，深以留之；刺大人者，微以徐之。此皆因氣慓悍滑利也。

黄帝曰：形氣之逆順奈何？岐伯曰：形氣不足，病氣有余，是邪勝也，急瀉之。形氣有余，病氣不足，急補之。

形氣不足，病氣不足，此陰陽氣俱不足也，不可刺之，刺之則重不足，重不足則陰陽俱竭，血氣皆盡，五藏空虛，筋骨髓枯，老者絶滅，壯者不復矣。形氣有余，病氣有余，此謂陰陽俱有余也，急瀉其邪，調其虛實。故曰：有余者瀉之，不足者補之，此之謂也。故曰：刺不知逆順，眞邪相搏。滿而補之，則陰陽四溢，腸胃充郭，肝肺内䐜，陰陽相錯。虛而瀉之，則經脈空虛，血氣竭枯，腸胃僻辟，皮膚薄著，毛腠夭膲，予之死期。故曰：用鍼之要，在於知調陰與陽。調陰與陽，精氣迺光，合形與氣，使神内藏。故曰：上工平氣，中工亂脈，下工絶氣危生。故曰：下工不可不愼也。必審五藏變化之病，五脈之應，經絡之實虛，皮之柔麤，而後取之也。

骨繇音搖慓悍上比昭切下侯岸切勇捷貌也陽道奇音箕

壽夭剛柔第六 瀍律

黃帝問於少師曰：余聞人之生也，有剛有柔，有弱有強，有短有長，有陰有陽，願聞其方。少師荅曰：陰中有陰，陽中有陽，審知陰陽，刺之有方，得病所始，刺之有理，謹度病端，與時相應，內合於五藏六府，外合於筋骨皮膚。是故內有陰陽，外亦有陰陽。在內者，五藏爲陰，六府爲陽；在外者，筋骨爲陰，皮膚爲陽。故曰：病在陰之陰者，刺陰之滎輸；病在陽之陽者，刺陽之合；病在陽之陰者，刺陰之經；病在陰之陽者，刺絡脈。故曰：病在陽者，命曰風；病在陰者，命曰痹；陰陽俱病，命曰風痹。病有形而不痛者，陽之類也；無形而痛者，陰之類也。無形而痛者，其陽完而陰傷之也，急治其陰，無攻其陽；有形而不痛者，其陰完而陽傷之也，急治其陽，無攻其陰。陰陽俱動，乍有形，乍無形，加以煩心，命曰陰勝其陽。此謂不表不裏，其形不乆。

黃帝問於伯高曰：余聞形氣病之先後，外內之應奈何？伯高荅曰：風寒傷形，憂恐忿怒傷氣。氣傷藏，廼病藏；寒傷形，廼應形；風傷筋脈，筋脈廼應。此形氣外內之相應也。

黃帝曰：刺之奈何？伯高荅曰：病九日者，三刺而已；病一月者，十刺而已。多少遠近，以此衰之。乆痹不去身者，視其血絡，盡出其血。

黃帝曰：外內之病，難易之治奈何？伯高荅曰：形先病而未入藏者，刺之半其日；藏先病而形廼應者，刺之倍其日。此月内難易之應也。

黄帝問於伯高曰：余聞形有緩急，氣有盛衰，骨有大小，肉有堅脆，皮有厚薄，其以立壽夭奈何？伯高荅曰：形與氣相任則壽，不相任則夭。皮與肉相果則壽，不相果則夭。血氣經絡勝形則壽，不勝形則夭。

黄帝曰：何謂形之緩急？伯高荅曰：形充而皮膚緩者則壽，形充而皮膚急者則夭。形充而脈堅大者，順也；形充而脈小以弱者，氣衰，衰則危矣。若形充而顴不起者，骨小，骨小則夭矣；形充而大肉䐃堅而有分者，肉堅，肉堅則壽矣；形充而大肉無分理不堅者，肉脆，肉脆則夭矣。此天之生命，所以立形定氣而視壽夭者，必明乎此，立形定氣，而後以臨病人，決死生。

黄帝曰：余聞壽夭，無以度之。伯高荅曰：牆基卑，高不及其地者，不滿三十而死；其有因加疾者，不及二十而死也。

黄帝曰：形氣之相勝，以立壽夭奈何？伯高荅曰：平人而氣勝形者壽；病而形肉脱，氣勝形者死，形勝氣者危矣。

黄帝曰：余聞刺有三變，何謂三變？伯高荅曰：有刺營者，有刺衛者，有刺寒痺之留經者。

黄帝曰：刺三變者奈何？伯高荅曰：刺營者出血，刺衛者出氣，刺寒痺者内熱。

黄帝曰：營衛寒痺之爲病奈何？伯高荅曰：營之生病也，寒熱少氣，血上下行。衛之生病也，氣痛時來時去，怫愾賁響，風寒客於腸胃之中。寒痺之爲病也，留而不去，時痛而皮不仁。

黄帝曰：刺寒痹内熱奈何？伯高荅曰：刺布衣者，以火焠之；刺大人者，以藥熨之。

黄帝曰：藥熨奈何？伯高荅曰：用淳酒二十升，蜀椒一斤，乾薑一斤，桂心一斤，凡四種，皆㕮咀，漬酒中。用綿絮一斤，細白布四丈，並内酒中。置酒馬矢煴中，蓋封塗，勿使泄。五日五夜，出布綿絮，曝乾之，乾復漬，以盡其汁。每漬必晬其日，迺出乾。乾，並用滓與綿絮，復布爲復巾，長六七尺，爲六七巾。則用之生桑炭炙巾，以熨寒痹所刺之處，令熱入至於病所。寒，復炙巾以熨之，三十徧而止。汗出，以巾拭身，亦三十徧而止。起步内中，無見風。每刺必熨，如此，病已矣。此所謂内熱也。

䪻音權 䐃堅上渠永切腹中䐃脂 怫愾上扶勿切鬱也切爲意舒下許氣 㕮咀上音甫下才與切

官鍼第七 瀘星

凡刺之要，官鍼最妙。九鍼之宜，各有所爲，長短大小，各有所施也。不得其用，病弗能移。疾淺鍼深，内傷良肉，皮膚爲癰；病深鍼淺，病氣不瀉，支爲大膿。病小鍼大，氣瀉太甚，疾必爲害；病大鍼小，氣不泄瀉，亦復爲敗。失鍼之宜，大者瀉，小者不移。已言其過，請言其所施。

病在皮膚無常處者，取以鑱鍼於病所，膚白勿取；病在分肉間，取以員鍼於病所；病在經絡痼痺者，取以鋒鍼；病在脈，氣少，當補之者，取以鍉鍼於井滎分輸；病爲大膿者，取以鈹鍼；病痺氣暴發者，取以員利鍼；病痺氣痛而不去者，取以毫鍼；病在中者，取以長鍼；病水腫不能通關節者，取以大鍼；病在五藏固居者，取以鋒鍼，瀉於井滎分輸，取以四時。

凡刺有九日，應九變。一曰輸刺，輸刺者，刺諸經滎輸藏腧也。二曰遠道刺，遠道刺者，病在上，取之下，刺府腧也。三曰經刺，經刺者，刺大經之結絡經分也。四曰絡刺，絡刺者，刺小絡之血脈也。五曰分刺，分刺者，刺分肉之間也。六曰大瀉刺，大瀉刺者，刺大膿以鈹鍼也。七曰毛刺，毛刺者，刺浮痺皮膚也。八曰巨刺，巨刺者，左取右，右取左。九曰焠刺，焠刺者，刺燔鍼則取痺也。

凡刺有十二節，以應十二經。一曰偶刺，偶刺者，以手直心若背，直痛所，一刺前，一刺後，以治心痺，刺此者，傍鍼之也。二曰報刺，報刺者，刺痛無常處也，上下行者，直内無拔鍼，以左手隨病所按之，迺出鍼復刺之也。三曰恢刺，恢刺者，直刺傍之，舉之前後，恢筋急，以治筋痹也。四曰齊刺，齊刺者，直入一，傍入二，以治寒氣小深者；或曰三刺，三刺者，治痹氣小深者也。五曰揚刺，揚刺者，正内一，傍内四，而浮之，以治寒氣之博大者也。六曰直鍼刺，直鍼刺者，引皮迺刺之，以治寒氣之淺者也。七曰輸刺，輸刺者，直入直出，稀發鍼而深之，以治氣盛而熱者也。八曰短刺，短刺者，刺骨痹，稍搖而深之，致鍼骨所，以上下摩骨也。九曰浮刺，浮刺者，傍入而浮之，以治肌急而寒者也。十曰陰刺，陰刺者，左右率刺之，以治寒厥；中寒厥，足踝後少陰也。十一曰傍鍼刺，傍鍼刺者，直刺傍刺各一，以治留痹久居者也。十二曰贊刺，贊刺者，直入直出，數發鍼而淺之出血，是謂治癰腫也。

脈之所居，深不見者，刺之微内鍼而久留之，以致其空脈氣也。脈淺者勿刺，按絶其脈，迺刺之，無令精出，獨出其邪氣耳。所謂三刺則谷氣出者，先淺刺絶皮，以出陽邪，再刺則陰邪出者，少益深，絶皮致肌肉，未入分肉間也；已入分肉之間，則谷氣出。故刺灋曰：始刺淺之，以逐邪氣，而來血氣；後刺深之，以致陰氣之邪；最後刺極深之，以下谷氣。此之謂也。故用鍼者，不知年之所加，氣之盛衰，虛實之所起，不可以爲工也。

凡刺有五，以應五藏。一曰半刺，半刺者，淺内而疾發鍼，無鍼傷肉，如拔毛狀，以取皮氣，此肺之應也。二曰豹文刺，豹文刺者，左右前後鍼之，中脈爲故，以取經絡之血者，此心之應也。三曰關刺，關刺者，直刺左右盡筋上，以取筋痹，慎無出血，此肝之應也。或曰淵刺，一曰豈刺。四曰合谷刺，合谷刺者，左右雞足，鍼於分肉之間，以取肌痺，此脾之應也。五曰輸刺，輸刺者，直入直出，深內之至骨，以取骨痺，此腎之應也。

燔鍼上音煩　恢刺上苦回切大也一本作怪字

本神第八 灋風

黃帝問於岐伯曰：凡刺之灋，先必本於神。血、脈、營、氣、精神，此五藏之所藏也，至其淫泆，離藏則精失，魂魄飛揚，志意恍亂，智慮去身者，何因而然乎？天之罪與？人之過乎？何謂德、氣、生、精、神、魂、魄、心、意、志、思、智、慮？請問其故。岐伯荅曰：天之在我者，德也，地之在我者，氣也，德流氣薄而生者也。故生之來謂之精，兩精相搏謂之神，隨神往來者謂之魂，並精而出入者謂之魄，所以任物者謂之心，心有所憶謂之意，意之所存謂之志，因志而存變謂之思，因思而遠慕謂之慮，因慮而處物謂之智。故智者之養生也，必順四時而適寒暑，和喜怒而安居處，節陰陽而調剛柔。如是則僻邪不至，長生久視。

是故怵惕思慮者則傷神，神傷則恐懼流淫而不止。因悲哀動中者，竭絶而失生。喜樂者，神憚散而不藏。愁憂者，氣閉塞而不行。盛怒者，迷惑而不治。恐懼者，神蕩憚而不收。

心怵惕思慮則傷神，神傷則恐懼自失，破䐃脫肉，毛悴色夭，死於冬。

脾愁憂而不解則傷意，意傷則悗亂，四肢不舉，毛悴色夭，死於春。肝悲哀動中則傷魂，魂傷則狂忘不精，不精則不正，當人陰縮而攣筋，兩脇骨不舉，毛悴色夭，死於秋。肺喜樂無極則傷魄，魄傷則狂，狂者意不存人，皮革焦，毛悴色夭，死於夏。腎盛怒而不止則傷志，志傷則喜忘其前言，腰脊不可以俛仰屈伸，毛悴色夭，死於季夏。

恐懼而不解則傷精，精傷則骨痠痿厥，精時自下。是故五藏主藏精者也，不可傷，傷則失守而陰虛，陰虛則無氣，無氣則死矣。是故用鍼者，察觀病人之態，以知精、神、魂、魄之存亾得失之意，五者以傷，鍼不可以治之也。

肝藏血，血舍魂，肝氣虛則恐，實則怒。脾藏營，營舍意，脾氣虛則四肢不用，五藏不安，實則腹脹，經溲不利。心藏脈，脈舍神，心氣虛則悲，實則笑不休。肺藏氣，氣舍魄，肺氣虛則鼻塞不利，少氣，實則喘喝，胷盈仰息。腎藏精，精舍志，腎氣虛則厥，實則脹。五藏不安，必審五藏之病形，以知其氣之虛實，謹而調之也。

悗亂（上音悶） 怵惕（上恥律切下他的切悚懼也）

終始第九 灋野

凡刺之道，畢於終始。朙知終始，五藏爲紀，陰陽定矣。陰者主藏，陽者主府。陽受氣於四末，陰受氣於五藏。故瀉者迎之，補者隨之，知迎知隨，氣可令和。和氣之方，必通陰陽，五藏爲陰，六府爲陽。傳之後世，以血爲盟。敬之者昌，慢之者亾。無道行私，必得天殃。

謹奉天道，請言終始。終始者，經脈爲紀，持其脈口人迎，以知陰陽有余不足，平與不平，天道畢矣。所謂平人者，不病。不病者，脈口人迎應四時也，上下相應而俱徃來也，六經之脈不結動也，本末之寒溫之相守司也，形肉血氣必相稱也，是謂平人。少氣者，脈口人迎俱少而不稱尺寸也。如是者，則陰陽俱不足，補陽則陰竭，瀉陰則陽脫。如是者，可將以甘藥，不可飲以至劑。如此者，弗灸。不已者，因而瀉之，則五藏氣壞矣。

人迎一盛，病在足少陽；一盛而躁，病在手少陽。人迎二盛，病在足太陽；二盛而躁，病在手太陽。人迎三盛，病在足陽朙；三盛而躁，病在手陽朙。人迎四盛，且大且數，名曰溢陽，溢陽爲外格。脈口一盛，病在足厥陰；厥陰一盛而躁，在手心主。脈口二盛，病在足少陰；二盛而躁，在手少陰。脈口三盛，病在足太陰；三盛而躁，在手太陰。脈口四盛，且大且數者，名曰溢陰，溢陰爲內關。內關不通，死不治。人迎與太陰脈口俱盛四倍以上，命名關格。關格者，與之短期。

人迎一盛，瀉足少陽而補足厥陰，二瀉一補，日一取之，必切而驗之，踈取之上，氣和迺止。人迎二盛，瀉足太陽，補足少陰，二瀉一補，二日一取之，必切而驗之，踈取之上，氣和迺止。人迎三盛，瀉足陽明而補足太陰，二瀉一補，日二取之，必切而驗之，踈取之上，氣和迺止。脈口一盛，瀉足厥陰而補足少陽，二補一瀉，日一取之，必切而驗之，踈而取上，氣和迺止。脈口二盛，瀉足少陰而補足太陽，二補一瀉，二日一取之，必切而驗之，踈取之上，氣和迺止。脈口三盛，瀉足太陰而補足陽明，二補一瀉，日二取之，必切而驗之，踈而取之上，氣和迺止。所以日二取之者，太陽主胃，大富於谷氣，故可日二取之也。人迎與脈口俱盛三倍以上，命曰陰陽俱溢，如是者不開，則血脈閉塞，氣無所行，流淫於中，五藏內傷。如此者，因而灸之，則變易而為他病矣。

凡刺之道，氣調而止。補陰瀉陽，音氣益彰，耳目聰明。反此者，血氣不行。所謂氣至而有効者，瀉則益虛，虛者，脈大如其故而不堅也。堅如其故者，適雖言故，病未去也。補則益實，實者，脈大如其故而益堅也。夫如其故而不堅者，適雖言快，病未去也。故補則實，瀉則虛。痛雖不隨鍼，病必衰去。必先通十二經脈之所生病，而後可得傳於終始矣。故陰陽不相移，虛實不相傾，取之其經。

凡刺之屬，三刺至谷氣。邪僻妄合，陰陽易居，逆順相反，沈浮異處，四時不得，稽留淫泆，須鍼而去。故一刺則陽邪出，再刺則陰邪出，三刺則谷氣至，谷氣至而止。所謂谷氣至者，已補而實，已瀉而虛，故以知谷氣至也。邪氣獨去者，陰與陽未能調，而病知愈也。故曰：補則實，瀉則虚，痛雖不隨鍼，病必衰去矣。

陰盛而陽虚，先補其陽，後瀉其陰而和之；陰虚而陽盛，先補其陰，後瀉其陽而和之。

三脈動於足大指之間，必審其實虚。虚而瀉之，是謂重虚，重虚病益甚。凡刺此者，以指按之，脈動而實且疾者，疾瀉之，虚而徐者，則補之，反此者病益甚。其動也，陽明在上，厥陰在中，少陰在下。

膺腧中膺，背腧中背。肩膊虚者，取之上。重舌，刺舌柱以鈹鍼也。手屈而不伸者，其病在筋；伸而不屈者，其病在骨。在骨守骨，在筋守筋。

補須一方實，深取之，稀按其痏，以極出其邪氣；一方虚，淺刺之，以養其脈，疾按其痏，無使邪氣得入。邪氣來也緊而疾，谷氣來也徐而和。脈實者，深刺之，以泄其氣；脈虚者，淺刺之，使精氣無得出，以養其脈，獨出其邪氣。刺諸痛者，其脈皆實。

故曰：從腰以上者，手太陰陽明皆主之；從腰以下者，足太陰陽明皆主之。病在上者，下取之；病在下者，高取之；病在頭者，取之足；病在腰者，取之膕。病生於頭者，頭重；生於手者，臂重；生於足者，足重。治病者，先刺其病所從生者也。

春氣在毛，夏氣在皮膚，秋氣在分肉，冬氣在筋骨。刺此病者，各以其時爲齊。故刺肥人者，秋冬之齊；刺瘦人者，以春夏之齊。病痛者，陰也，痛而以手按之不得者，陰也，深刺之。病在上者，陽也；病在下者，陰也。癢者，陽也，淺刺之。

病先起陰者，先治其陰而後治其陽；病先起陽者，先治其陽而後治其陰。刺熱厥者，留鍼反爲寒；刺寒厥者，留鍼反爲熱。刺熱厥者，二陰一陽；刺寒厥者，二陽一陰。所謂二陰者，二刺陰也；一陽者，一刺陽也。夂病者，邪氣入深。刺此病者，深内而夂留之，間日而復刺之。必先調其左右，去其血脈，刺道畢矣。

凡刺之灋，必察其形氣，形肉未脫，少氣而脈又躁，躁厥者，必爲繆刺之，散氣可收，聚氣可布。深居靜處，占神往來，閉戸塞牖，魂魄不散。專意一神，精氣之分，毋聞人聲，以收其精，必一其神，令志在鍼。淺而留之，微而浮之，以移其神，氣至迺休。男内女外，堅拒勿出，謹守勿内，是謂得氣。

凡刺之禁：新内勿刺，新刺勿内；已醉勿刺，已刺勿醉；新怒勿刺，已刺勿怒；新勞勿刺，已刺勿勞；已飽勿刺，已刺勿飽；已饑勿刺，已刺勿饑；已渴勿刺，已刺勿渴。大驚大恐，必定其氣，迺刺之。乘車來者，臥而休之，如食頃迺刺之。出行來者，坐而休之，如行十里頃迺刺之。凡此十二禁者，其脈亂氣散，逆其營衛，經氣不次，因而刺之，則陽病入於陰，陰病出爲陽，則邪氣復生。麤工勿察，是謂伐身，形體淫泆，迺消腦髓，津液不化，脫其五味，是謂失氣也。

太陽之脈，其終也，戴眼，反折，瘛瘲，其色白，絶皮迺絶汗，絶汗則終矣。少陽終者，耳聾，百節盡縱，目繫絶，目繫絶一日半則死矣。其死也，色青白迺死。陽明終者，口目動作，喜驚，妄言，色黃，其上下之經盛而不行則終矣。少陰終者，面黑，齒長而垢，腹脹閉塞，上下不通而終矣。厥陰終者，中熱，嗌乾，喜溺，心煩，甚則舌卷，卵上縮而終矣。太陰終者，腹脹閉，不得息，氣噫，善嘔，嘔則逆，逆則面赤，不逆則上下不通，上下不通則面黑，皮毛燋而終矣。

繆刺上眉救切男內女外難經作外女內男滛濼下述各切齒長平聲

卷之三

經脈第十

雷公問於黄帝曰：禁脈之言，凡刺之理，經脈爲始，營其所行，制其度量，内次五藏，外别六府，願盡聞其道。黄帝曰：人始生，先成精，精成而腦髓生，骨爲乾，脈爲營，筋爲剛，肉爲牆，皮膚堅而毛髮長，谷入於胃，脈道以通，血氣迺行。雷公曰：願卒聞經脈之始生。黄帝曰：經脈者，所以能決死生，處百病，調虚實，不可不通。

肺手太陰之脈，起於中焦，下絡大腸，還循胃口，上膈屬肺，從肺繫横出腋下，下循臑内，行少陰心主之前，下肘中，循臂内上骨下廉，入寸口，上魚，循魚際，出大指之端；其支者，從腕後直出次指内廉，出其端。是動則病肺脹滿，膨膨而喘欬，缺盆中痛，甚則交兩手而瞀，此爲臂厥。是主肺所生病者，欬，上氣喘渴，煩心胷滿，臑臂内前廉痛厥，掌中熱。氣盛有余，則肩背痛，風寒，汗出中風，小便數而欠。氣虚則肩背痛寒，少氣不足以息，溺色變。爲此諸病，盛則瀉之，虚則補之，熱則疾之，寒則留之，陷下則灸之，不盛不虚，以經取之。盛者寸口大三倍於人迎，虚者則寸口反小於人迎也。

大腸手陽眀之脈，起於大指次指之端，循指上廉，出合谷兩骨之間，上入兩筋之中，循臂上廉，入肘外廉，上臑外前廉，上肩，出髃骨之前廉，上出於柱骨之會上，下入缺盆絡肺，下膈屬大腸；其支者，從缺盆上頸貫頰，入下齒中，還出挾口，交人中，左之右，右之左，上挾鼻孔。是動則病齒痛頸腫。是主津液所生病者，目黃，口乾，鼽衄，喉痺，肩前臑痛，大指次指痛不用。氣有余則當脈所過者熱腫，虛則寒慄不復。爲此諸病，盛則瀉之，虛則補之，熱則疾之，寒則留之，陷下則灸之，不盛不虛，以經取之。盛者人迎大三倍於寸口，虛者人迎反小於寸口也。

胃足陽明之脈，起於鼻之交頞中，旁納（一本作約字）太陽之脈，下循鼻外，入上齒中，還出挾口環脣，下交承漿，却循頤後下廉，出大迎，循頰車，上耳前，過客主人，循髮際，至額顱；其支者，從大迎前下人迎，循喉嚨，入缺盆，下膈，屬胃絡脾；其直者，從缺盆下乳內廉，下挾臍，入氣街中；其支者，起於胃口，下循腹裏，下至氣街中而合，以下髀關，抵伏兔，下膝臏中，下循脛外廉，下足跗，入中指內間；其支者，下廉三寸而別，下入中指外間；其支者，別跗上，入大指間，出其端。是動則病洒洒振寒，善呻，數欠，顏黑，病至則惡人與火，聞木聲則惕然而驚，心欲動，獨閉戶塞牖而處，甚則欲上高而歌，棄衣而走，賁響腹脹，是爲骭厥。是主血所生病者，狂瘧，溫淫汗出，鼽衄，口喎，脣胗，頸腫，喉痺，大腹水腫，膝臏腫痛，循膺乳、氣街、股、伏兔、骭外廉、足跗上皆痛，中指不用。氣盛則身以前皆熱，其有余於胃，則消谷善饑，溺色黃。氣不足則身以前皆寒慄，胃中寒則脹滿。爲此諸病，盛則瀉之，虛則補之，熱則疾之，寒則留之，陷下則灸之，不盛不虛，以經取之。盛者人迎大三倍於寸口，虛者人迎反小於寸口也。

脾足太陰之脈，起於大指之端，循指內側白肉際，過核骨後，上內踝前廉，上踹內，循脛骨後，交出厥陰之前，上膝股内前廉，入腹屬脾絡胃，上膈，挾咽，連舌本，散舌下；其支者，復從胃，别上膈，注心中。是動則病舌本強，食則嘔，胃脘痛，腹脹，善噫，得後與氣，則快然如衰，身體皆重。是主脾所生病者，舌本痛，體不能動搖，食不下，煩心，心下急痛，溏瘕泄，水閉，黄疸，不能臥，強立，股膝内腫厥，足大指不用。爲此諸病，盛則瀉之，虚則補之，熱則疾之，寒則留之，陷下則灸之，不盛不虚，以經取之。盛者寸口大三倍於人迎，虚者寸口反小於人迎也。

心手少陰之脈，起於心中，出屬心系，下膈絡小腸；其支者，從心系，上挾咽，繫目系；其直者，復從心系却上肺，下出腋下，下循臑内後廉，行太陰心主之後，下肘内，循臂内後廉，抵掌後鋭骨之端，入掌内後廉，循小指之内出其端。是動則病嗌乾心痛，渴而欲飲，是爲臂厥。是主心所生病者，目黄，脇痛，臑臂内後廉痛厥，掌中熱痛。爲此諸病，盛則瀉之，虚則補之，熱則疾之，寒則留之，陷下則灸之，不盛不虚，以經取之。盛者寸口大再倍於人迎，虚者寸口反小於人迎也。

小腸手太陽之脈，起於小指之端，循手外側上腕，出踝中，直上循臂骨下廉，出肘内側兩筋之間，上循臑外後廉，出肩解，繞肩胛，交肩上，入缺盆，絡心，循咽，下膈，抵胃，屬小腸；其支者，從缺盆循頸上頰，至目鋭眥，却入耳中；其支者，别頰上䪼，抵鼻，至目内眥，斜絡於顴。是動則病嗌痛頷腫，不可以顧，肩似拔，臑似折。是主液所生病者，耳聾，目黄，頰腫，頸頷肩臑肘臂外後廉痛。爲此諸病，盛則瀉之，虚則補之，熱則疾之，寒則留之，陷下則灸之，不盛不虚，以經取之。盛者人迎大再倍於寸口，虚者人迎反小於寸口也。

膀胱足太陽之脈，起於目内眥，上額交巔；其支者，從巔至耳上循；其直者，從巔入絡腦，還出別下項，循肩髆内，挾脊抵腰中，入循膂，終腎屬膀胱；其支者，從腰中下挾脊，貫臀，入膕中；其支者，從髆内左右，別下貫胛，挾脊内，過髀樞，循髀外從後廉下合膕中，以下貫踹内，出外踝之後，循京骨，至小指外側。是動則病衝頭痛，目似脫，項如拔，脊痛，腰似折，髀不可以曲，膕如結，踹如裂，是爲踝厥。是主筋所生病者，痔，瘧，狂，癲疾，頭顖項痛，目黃，淚出，鼽衄，項背腰尻膕踹脚皆痛，小指不用。爲此諸病，盛則瀉之，虛則補之，熱則疾之，寒則留之，陷下則灸之，不盛不虛，以經取之。盛者人迎大再倍於寸口，虛者人迎反小於寸口也。

腎足少陰之脈，起於小指之下，邪走足心，出於然谷之下，循内踝之後，別入跟中，以上踹内，出膕内廉，上股内後廉，貫脊屬腎絡膀胱；其直者，從腎上貫肝膈，入肺中，循喉嚨，挾舌本；其支者，從肺出絡心，注胷中。是動則病饑不欲食，面如漆柴，欬唾則有血，喝喝而喘，坐而欲起，目𥇖𥇖如無所見，心如懸若饑狀，氣不足則善恐，心惕惕如人將捕之，是爲骨厥。是主腎所生病者，口熱舌乾，咽腫，上氣，嗌乾及痛，煩心，心痛，黃疸，腸澼，脊股内後廉痛，痿厥嗜臥，足下熱而痛。爲此諸病，盛則瀉之，虛則補之，熱則疾之，寒則留之，陷下則灸之，不盛不虛，以經取之。灸則強食生肉，緩帶披髮，大杖重履而步。盛者寸口大再倍於人迎，虛者寸口反小於人迎也。

心主手厥陰心包絡之脈，起於胷中，出屬心包絡，下膈，歷絡三焦；其支者，循胷出脇，下腋三寸，上抵腋，下循臑内，行太陰少陰之間，入肘中，下臂行兩筋之間，入掌中，循中指出其端；其支者，別掌中，循小指次指出其端。是動則病手心熱，臂肘攣急，腋腫，甚則胷脇支滿，心中憺憺大動，面赤目黄，喜笑不休。是主脈所生病者，煩心，心痛，掌中熱。爲此諸病，盛則瀉之，虚則補之，熱則疾之，寒則留之，陷下則灸之，不盛不虚，以經取之。盛者寸口大一倍於人迎，虚者寸口反小於人迎也。

三焦手少陽之脈，起於小指次指之端，上出兩指之間，循手表腕，出臂外兩骨之間，上貫肘，循臑外上肩，而交出足少陽之後，入缺盆，布膻中，散落心包，下膈，循屬三焦；其支者，從膻中上出缺盆，上項，繫耳後直上，出耳上角，以屈下頰至䪼；其支者，從耳後入耳中，出走耳前，過客主人前，交頰，至目鋭眥。是動則病耳聾渾渾焞焞，嗌腫喉痺。是主氣所生病者，汗出，目鋭眥痛，頰痛，耳後肩臑肘臂外皆痛，小指次指不用。爲此諸病，盛則瀉之，虚則補之，熱則疾之，寒則留之，陷下則灸之，不盛不虚，以經取之。盛者人迎大一倍於寸口，虚者人迎反小於寸口也。

膽足少陽之脈，起於目鋭眥，上抵頭角，下耳後，循頸行手少陽之前，至肩上，却交出手少陽之後，入缺盆；其支者，從耳後入耳中，出走耳前，至目鋭眥後；其支者，別鋭眥，下大迎，合於手少陽，抵於䪼，下加頰車，下頸合缺盆，以下胷中，貫膈，絡肝屬膽，循脇裏，出氣街，繞毛際，横入髀厭中；其直者，從缺盆下腋，循胷過季脇，下合髀厭中，以下循髀陽，出膝外廉，下外輔骨之前，直下抵絶骨之端，下出外踝之前，循足跗上，入小指次指之間；其支者，別跗上，入大指之間，循大指岐骨内出其端，還貫爪甲，出三毛。是動則病口苦，善太息，心脇痛不能轉側，甚則面微有塵，體無膏澤，足外反熱，是爲陽厥。是主骨所生病者，頭痛，頷痛，目銳眥痛，缺盆中腫痛，腋下腫，馬刀俠癭，汗出振寒，瘧，胷脇肋髀膝外至脛絶骨外髁前及諸節皆痛，小指次指不用。爲此諸病，盛則瀉之，虚則補之，熱則疾之，寒則留之，陷下則灸之，不盛不虚，以經取之。盛者人迎大一倍於寸口，虚者人迎反小於寸口也。

肝足厥陰之脈，起於大指叢毛之際，上循足跗上廉，去内踝一寸，上踝八寸，交出太陰之後，上膕内廉，循股陰，入毛中，過陰器，抵小腹，挾胃，屬肝絡膽，上貫膈，布脇肋，循喉嚨之後，上入頏顙，連目系，上出額，與督脈會於巔；其支者，從目系下頰裏，環脣内；其支者，復從肝別貫膈，上注肺。是動則病腰痛不可以俛仰，丈夫𤸇疝，婦人少腹腫，甚則嗌乾，面塵脱色。是主肝所生病者，胷滿嘔逆飧泄，狐疝，遺溺閉癃。爲此諸病，盛則瀉之，虚則補之，熱則疾之，寒則留之，陷下則灸之，不盛不虚，以經取之。盛者寸口大一倍於人迎，虚者寸口反小於人迎也。

手太陰氣絶則皮毛焦。太陰者，行氣溫於皮毛者也。故氣不榮則皮毛焦，皮毛焦則津液去皮節，津液去皮節者，則爪枯毛折，毛折者，則毛先死。丙篤丁死，火勝金也。

手少陰氣絶則脈不通，脈不通則血不流，血不流則髮色不澤，故其面黑如漆柴者，血先死。壬篤癸死，水勝火也。

足太陰氣絶者，則脈不榮肌肉。脣舌者，肌肉之本也。脈不榮則肌肉軟，肌肉軟則舌萎，人中滿，人中滿則脣反，脣反者，肉先死。甲篤乙死，木勝土也。

足少陰氣絶則骨枯。少陰者，冬脈也，伏行而濡骨髓者也。故骨不濡則肉不能著也，骨肉不相親則肉軟却，肉軟却，故齒長而垢，髮無澤。髮無澤者，骨先死。戊篤己死，土勝水也。

足厥陰氣絶則筋絶。厥陰者，肝脈也；肝者，筋之合也；筋者，聚於陰氣，而脈絡於舌本也。故脈弗榮則筋急，筋急則引舌與卵。故脣青舌卷卵縮，則筋先死。庚篤辛死，金勝木也。

五陰氣俱絶，則目系轉，轉則目運。目運者，爲志先死，志先死則遠一日半死矣。六陽氣絶，則陰與陽相離，離則腠理發泄，絶汗迺出，故旦占夕死，夕占旦死。

經脈十二者，伏行分肉之間，深而不見。其常見者，足太陰過於外踝之上，無所隱故也。諸脈之浮而常見者，皆絡脈也。六經絡手陽朙少陽之大絡，起於五指間，上合肘中。飲酒者，衛氣先行皮膚，先充絡脈，絡脈先盛。故衛氣已平，營氣迺滿，而經脈大盛。脈之卒然動者，皆邪氣居之，留於本末；不動則熱，不堅則陷且空，不與衆同，是以知其何脈之動也。

雷公曰：何以知經脈之與絡脈異也？黄帝曰：經脈者，常不可見也，其虚實也，以氣口知之。脈之見者，皆絡脈也。

雷公曰：細子無以朙其然也。黄帝曰：諸絡脈皆不能經大節之間，必行絶道而出入，復合於皮中，其會皆見於外。故諸刺絡脈者，必刺其結上，甚血者雖無結，急取之以瀉其邪而出其血，留之發爲痹也。凡診絡脈，脈色青則寒且痛，赤則有熱。胃中寒，手魚之絡多青矣；胃中有熱，魚際絡赤。其暴黑者，留久痹也；其有赤有黑有青者，寒熱氣也；其青短者，少氣也。凡刺寒熱者，皆多血絡，必間日而一取之，血盡而止，迺調其虛實，其小而短者少氣，甚者瀉之則悶，悶甚則仆，不得言，悶則急坐之也。

手太陰之別，名曰列缺。起於腕上分間，並太陰之經直入掌中，散入於魚際。其病實則手鋭掌熱，虛則欠㰦，小便遺數。取之去腕半寸。別走陽明也。

手少陰之別，名曰通里。去腕一寸半，別而上行，循經入於心中，繫舌本，屬目系。其實則支膈，虛則不能言。取之掌後一寸。別走太陽也。

手心主之別，名曰内關。去腕二寸，出於兩筋之間，循經以上，繫於心包，絡心系。實則心痛，虛則爲頭強。取之兩筋間也。

手太陽之別，名曰支正。上腕五寸，内注少陰；其別者，上走肘，絡肩髃。實則節弛肘廢，虛則生肬，小者如指痂疥。取之所別也。

手陽明之別，名曰偏歷。去腕三寸，別入太陰；其別者，上循臂，乘肩髃，上曲頰偏齒；其別者，入耳合於宗脈。實則齲聾，虛則齒寒痹隔。取之所別也。

手少陽之別，名曰外關。去腕二寸，外繞臂，注胷中，合心主。病實則肘攣，虛則不收。取之所別也。

足太陽之別，名曰飛陽。去踝七寸，別走少陰。實則鼽窒，頭背痛，虛則鼽衄。取之所別也。

足少陽之別，名曰光明。去踝五寸，別走厥陰，下絡足跗。實則厥，虛則痿躄，坐不能起。取之所別也。

足陽明之別，名曰豐隆。去踝八寸，別走太陰；其別者，循脛骨外廉，上絡頭項，合諸經之氣，下絡喉嗌。其病氣逆則喉痺瘁瘖，實則狂巔，虛則足不收，脛枯。取之所別也。

足太陰之別，名曰公孫。去本節之後一寸，別走陽明；其別者，入絡腸胃。厥氣上逆則霍亂，實則腸中切痛，虛則鼓脹。取之所別也。

足少陰之別，名曰大鍾。當踝後繞跟，別走太陽；其別者，並經上走於心包下，外貫腰脊。其病氣逆則煩悶，實則閉癃，虛則腰痛。取之所別者也。

足厥陰之別，名曰蠡溝。去內踝五寸，別走少陽；其別者，經脛上睪，結於莖。其病氣逆則睪腫卒疝，實則挺長，虛則暴癢。取之所別也。

任脈之別，名曰尾翳。下鳩尾，散於腹。實則腹皮痛，虛則癢搔。取之所別也。

督脈之別，名曰長強。挾膂上項，散頭上，下當肩胛左右，別走太陽，入貫膂。實則脊強，虛則頭重。高搖之，挾脊之有過者。取之所別也。

脾之大絡，名曰大包。出淵腋下三寸，布胸脇。實則身盡痛，虛則百節盡皆縱。此脈若羅絡之血者，皆取之脾之大絡脈也。

凡此十五絡者，實則必見，虛則必下，視之不見，求之上下。人經不同，絡脈異所別也。

瞀（音務）䪼（之劣切）髀（音箄）骭（音旱）憺憺（音淡）邪（與斜同）焞焞（土渾切）肬（音由）

經別第十一

黃帝問於岐伯曰：余聞人之合於天道也，內有五藏，以應五音、五色、五時、五味、五位也，外有六府，以應六律，六律建陰陽諸經，而合之十二月、十二辰、十二節、十二經水、十二時、十二經脈者，此五藏六府之所以應天道。夫十二經脈者，人之所以生，病之所以成，人之所以治，病之所以起，學之所始，工之所止也，麤之所易，上之所難也。請問其離合出入奈何？岐伯稽首再拜曰：明乎哉問也！此麤之所過，上之所息也，請卒言之。

足太陽之正，別入於膕中。其一道下尻五寸，別入於肛，屬於膀胱，散之腎，循膂，當心入散；直者，從膂上出於項，復屬於太陽。此爲一經也。

足少陰之正，至膕中，別走太陽而合，上至腎，當十四頧，出屬帶脈；直者，繫舌本，復出於項，合於太陽。此爲一合。成以諸陰之別，皆爲正也。

足少陽之正，繞髀，入毛際，合於厥陰；別者，入季脇之間，循胷裏，屬膽，散之上肝，貫心，以上挾咽，出頤頷中，散於面，繫目系，合少陽於外眥也。

足厥陰之正，別跗上，上至毛際，合於少陽，與別俱行。此爲二合也。

足陽明之正，上至髀，入於腹裏，屬胃，散之脾，上通於心，上循咽出於口，上頞䪼，還繫目糸，合於陽明也。

足太陰之正，上至髀，合於陽明，與別俱行，上結於咽，貫舌中。此爲三合也。

手太陽之正，指地，別於肩解，入腋，走心，繫小腸也。

手少陰之正，別入於淵腋兩筋之間，屬於心，上走喉嚨，出於面，合目內眥。此爲四合也。

手少陽之正，指天，別於巔，入缺盆，下走三焦，散於胷中也。

手心主之正，別下淵腋三寸，入胷中，別屬三焦，出循喉嚨，出耳後，合少陽完骨之下。此爲五合也。

手陽明之正，從手循膺乳，別於肩髃，入柱骨，下走大腸，屬於肺，上循喉嚨，出缺盆，合於陽明也。

手太陰之正，別入淵腋少陰之前，入走肺，散之太陽，上出缺盆，循喉嚨，復合陽明。此六合也。

尻枯毛切　肛胡公切　頤頷上以之切 下戶感切

經水第十二

黃帝問於岐伯曰：經脈十二者，外合於十二經水，而內屬於五藏六府。夫十二經水者，其有大小、深淺、廣狹、遠近各不同，五藏六府之高下、小大、受谷之多少亦不等，相應奈何？夫經水者，受水而行之；五藏者，合神氣魂魄而藏之；六府者，受谷而行之，受氣而揚之；經脈者，受血而營之。合而以治奈何？刺之深淺，灸之壯數，可得聞乎？岐伯荅曰：善哉問也！天至高不可度，地至廣不可量，此之謂也。且夫人生於天地之間，六合之內，此天之高，地之廣也，非人力之所能度量而至也。若夫八尺之士，皮肉在此，外可度量切循而得之，其死可解剖而視之。其藏之堅脆，府之大小，谷之多少，脈之長短，血之清濁，氣之多少，十二經之多血少氣，與其少血多氣，與其皆多血氣，與其皆少血氣，皆有大數。其治以鍼艾，各調其經氣，固其常有合乎。

黃帝曰：余聞之，快於耳，不解於心。願卒聞之。岐伯荅曰：此人之所以參天地而應陰陽也，不可不察。

足太陽外合於清水，內屬於膀胱，而通水道焉；足少陽外合於渭水，內屬於膽；足陽明外合於海水，內屬於胃；足太陰外合於湖水，內屬於脾；足少陰外合於汝水，內屬於腎；足厥陰外合於澠水，內屬於肝；手太陽外合於淮水，內屬於小腸，而水道出焉；手少陽外合於漯水，內屬於三焦；手陽明外合於江水，內屬於大腸；手太陰外合於河水，內屬於肺；手少陰外合於濟水，內屬於心；手心主外合於漳水，內屬於心包。

凡此五藏六府十二經水者，外有源泉而內有所禀，此皆內外相貫，如環無端，人經亦然。故天爲陽，地爲陰；腰以上爲天，腰以下爲地。故海以北者爲陰，湖以北者爲陰中之陰；漳以南者爲陽，河以北至漳者爲陽中之陰；漯以南至江者爲陽中之太陽。此一隅之陰陽也，所以人與天地相參也。

黄帝曰：夫經水之應經脈也，其遠近淺深，水血之多少各不同，合而以刺之奈何？岐伯荅曰：足陽明，五藏六府之海也，其脈大血多，氣盛熱壯，刺此者，不深弗散，不留不瀉也。足陽明刺深六分，留十呼；足太陽深五分，留七呼；足少陽深四分，留五呼；足太陰深三分，留四呼；足少陰深二分，留三呼；足厥陰深一分，留二呼。手之陰陽，其受氣之道近，其氣之來疾，其刺深者，皆無過二分，其留皆無過一呼。其少長、大小、肥瘦，以心撩之，命曰灋天之常。灸之亦然。灸而過此者，得惡火則骨枯脈濇；刺而過此者，則脫氣。

黄帝曰：夫經脈之小大，血之多少，膚之厚薄，肉之堅脆，及膕之大小，可爲量度乎！岐伯荅曰：其可爲度量者，取其中度也，不甚脫肉，而血氣不衰也。若夫度之人，痟瘦而形肉脫者，惡可以度量刺乎！審切循捫按，視其寒溫盛衰而調之，是謂因適而爲之眞也。

澠彌善切　漯通合切　以心撩之一本作以意料之

經筋第十三

足太陽之筋，起於足小指，上結於踝，邪上結於膝，其下循足外踝，結於踵，上循跟，結於膕；其別者，結於踹外，上膕中内廉，與膕中並上結於臀，上挾脊上項；其支者，別入結於舌本；其直者，結於枕骨，上頭，下顔，結於鼻；其支者，爲目上網，下結於頄；其支者，從腋後外廉，結於肩髃；其支者，入腋下，上出缺盆，上結於完骨；其支者，出缺盆，邪上出於頄。其病小指支跟腫痛，膕攣，脊反折，項筋急，肩不舉，腋支缺盆中紐痛，不可左右搖。治在燔鍼劫刺，以知爲數，以痛爲輸。名曰仲春痺也。

足少陽之筋，起於小指次指，上結外踝，上循脛外廉，結於膝外廉；其支者，別起外輔骨，上走髀，前者結於伏兔之上，後者結於尻；其直者，上乘䏚季脇，上走腋前廉，繫於膺乳，結於缺盆；直者，上出腋，貫缺盆，出太陽之前，循耳後，上額角，交巔上，下走頷，上結於頄；支者，結於目眥爲外維。其病小指次指支轉筋，引膝外轉筋，膝不可屈伸，膕筋急，前引髀，後引尻，即上乘䏚季脇痛，上引缺盆膺乳，頸維筋急，從左之右，右目不開，上過右角，並蹻脈而行，左絡於右，故傷左角，右足不用，命曰維筋相交。治在燔鍼劫刺，以知爲數，以痛爲輸。名曰孟春痺也。

足陽明之筋，起於中三指，結於跗上，邪外上加於輔骨，上結於膝外廉，直上結於髀樞，上循脇，屬脊；其直者，上循骭，結於膝；其支者，結於外輔骨，合少陽；其直者，上循伏兔，上結於髀，聚於陰器，上腹而布，至缺盆而結，上頸，上挾口，合於頄，下結於鼻，上合於太陽，太陽爲目上綱，陽明爲目下綱；其支者，從頰結於耳前。其病足中指支脛轉筋，腳跳堅，伏兔轉筋，髀前腫，㿗疝；腹筋急，引缺盆及頰，卒口僻，急者目不合，熱則筋縱，目不開。頰筋有寒，則急引頰移口，有熱則筋弛縱緩不勝收，故僻。治之以馬膏，膏其急者，以白酒和桂，以塗其緩者，以桑鉤鉤之，即以生桑灰置之坎中，高下以坐等，以膏熨急頰，且飲美酒，噉美炙肉，不飲酒者，自強也，爲之三拊而已。治在燔鍼劫刺，以知爲數，以痛爲輸。名曰季春痺也。

足太陰之筋，起於大指之端内側，上結於内踝；其直者，絡於膝内輔骨，上循陰股，結於髀，聚於陰器，上腹結於臍，循腹裏，結於肋，散於胷中；其内者，著於脊。其病足大指支内踝痛，轉筋痛，膝内鋪骨痛，陰股引髀而痛，陰器紐痛，下引臍兩脇痛，引膺中脊内痛。治在燔鍼劫刺，以知爲數，以痛爲輸。名曰孟秋痺也。

足少陰之筋，起於小指之下，並足太陰之筋，邪走内踝之下，結於踵，與太陽之筋合，而上結於内輔之下，並太陰之筋而上循陰股，結於陰器，循脊内挾膂，上至項，結於枕骨，與足太陽之筋合。其病足下轉筋，及所過而結者皆痛及轉筋。病在此者，主癇瘛及痙，在外者不能俛，在内者不能仰。故陽病者，腰反折不能俛，陰病者，不能仰。治在燔鍼劫刺，以知爲數，以痛爲輸，在内者，熨引飲藥。此筋折紐，紐發數甚者，死不治。名曰仲秋痺也。

足厥陰之筋，起於大指之上，上結於内踝之前，上循脛，上結内輔之下，上循陰股，結於陰器，絡諸筋。其病足大指支内踝之前痛，内輔痛，陰股痛轉筋，陰器不用，傷於内則不起，傷於寒則陰縮入，傷於熱則縱挺不收。治在行水清陰氣。其病轉筋者，治在燔鍼劫刺，以知爲數，以痛爲輸。名曰季秋痺也。

手太陽之筋，起於小指之上，結於腕，上循臂内廉，結於肘内鋭骨之後，彈之應小指之上，入結於腋下；其支者，後走腋後廉，上繞肩胛，循頸，出走太陽之前，結於耳後完骨；其支者，入耳中；直者，出耳上，下結於頷，上屬目外眥。其病小指支肘内鋭骨後廉痛，循臂陰入腋下，腋下痛，腋後廉痛，繞肩胛引頸而痛，應耳中鳴，痛引頷，目瞑，良久迺得視，頸筋急，則爲筋瘻頸腫。寒熱在頸者，治在燔鍼劫刺之，以知爲數，以痛爲輸。其爲腫者，復而鋭之。本支者，上曲牙，循耳前，屬目外眥，上頷，結於角，其痛當所過者支轉筋。治在燔鍼劫刺，以知爲數，以痛爲輸。名曰仲夏痺也。

手少陽之筋，起於小指次指之端，結於腕，中循臂，結於肘，上繞臑外廉，上肩，走頸，合手太陽；其支者，當曲頰入繫舌本；其支者，上曲牙，循耳前，屬目外眥，上乘頷，結於角。其病當所過者，即支轉筋，舌卷。治在燔鍼劫刺，以知爲數，以痛爲輸。名曰季夏痺也。

手陽明之筋，起於大指次指之端，結於腕，上循臂，上結於肘外，上臑，結於髃；其支者，繞肩胛，挾脊；直者，從肩髃上頸；其支者，上頰，結於頄；直者，上出手太陽之前，上左角，絡頭，下右頷。其病當所過者，支痛及轉筋，肩不舉，頸不可左右視。治在燔鍼劫刺，以知爲數，以痛爲輸，名曰孟夏痺也。

手太陰之筋，起於大指之上，循指上行，結於魚後，行寸口外側，上循臂，結肘中，上臑内廉，入腋下，出缺盆，結肩前髃，上結缺盆，下結胷裏，散貫賁，合賁下，抵季脇。其病當所過者，支轉筋，痛甚成息賁，脇急吐血。治在燔鍼劫刺，以知爲數，以痛爲輸，名曰仲冬痹也。

手心主之筋，起於中指，與太陰之筋並行，結於肘内廉，上臂陰，結腋下，下散前後挾脇；其支者，入腋，散胷中，結於臂。其病當所過者，支轉筋，前及胷痛息賁。治在燔鍼劫刺，以知爲數，以痛爲輸，名曰孟冬痹也。

手少陰之筋，起於小指之内側，結於鋭骨，上結肘内廉，上入腋，交太陰，挾乳裏，結於胷中，循臂，下繫於臍。其病内急，心承伏梁，下爲肘綱。其病當所過者，支轉筋，筋痛。治在燔鍼劫刺，以知爲數，以痛爲輸。其成伏梁唾血膿者，死不治。經筋之病，寒則反折筋急，熱則筋弛縱不收，陰痿不用。陽急則反折，陰急則俛不伸。焠刺者，刺寒急也，熱則筋縱不收，無用燔鍼。名曰季冬痹也。

足之陽明，手之太陽，筋急則口目爲噼，眥急不能卒視，治皆如右方也。 頄音求

骨度第十四

黄帝問於伯高曰：《脈度》言經脈之長短，何以立之？伯高曰：先度其骨節之大小、廣狹、長短，而脈度定矣。

黄帝曰：願聞衆人之度，人長七尺五寸者，其骨節之大小、長短各幾何？伯高曰：頭之大骨圍二尺六寸，胷圍四尺五寸，腰圍四尺二寸。髮所覆者，顱至項尺二寸；髮以下至頤長一尺，君子終折。

結喉以下至缺盆中長四寸，缺盆以下至𩩲骬長九寸，過則肺大，不滿則肺小。𩩲骬以下至天樞長八寸，過則胃大，不及則胃小。天樞以下至横骨長六寸半，過則迴腸廣長，不滿則狹短。横骨長六寸半，横骨上廉以下至内輔之上廉長一尺八寸，内輔之上廉以下至下廉長三寸半，内輔下廉下至内踝長一尺三寸，内踝以下至地長三寸，膝膕以下至跗屬長一尺六寸，跗屬以下至地長三寸。故骨圍大則太過，小則不及。

角以下至柱骨長一尺，行腋中不見者長四寸。腋以下至季脇長一尺二寸，季脇以下至髀樞長六寸，髀樞以下至膝中長一尺九寸，膝以下至外踝長一尺六寸，外踝以下至京骨長三寸，京骨以下至地長一寸。

耳後當完骨者廣九寸，耳前當耳門者廣一尺三寸，兩顴之間相去七寸，兩乳之間廣九寸半，兩髀之間廣六寸半。足長一尺二寸，廣四寸半。肩至肘長一尺七寸，肘至腕長一尺二寸半，腕至中指本節長四寸，本節至其末長四寸半。項髮以下至背骨長二寸半，膂骨以下至尾骶二十一節長三尺，上節長一寸四分分之一，奇分在

下，故上七節至於膂骨，九寸八分分之七。此衆人骨之度也，所以立經脈之長短也。是故視其經脈之在於身也，

其見浮而堅，其見明而大者，多血，細而沈者，多氣也。

髑骬上許竭切又許伐切下云居切 **髀**步米切股也

五十營第十五

黃帝曰：余願聞五十營奈何？岐伯荅曰：天周二十八宿，宿三十六分。人氣行一周，千八分。日行二十八宿，人經脈上下、左右、前後二十八脈，周身十六丈二尺，以應二十八宿。漏水下百刻，以分晝夜。故人一呼，脈再動，氣行三寸；一吸，脈亦再動，氣行三寸。呼吸定息，氣行六寸；十息，氣行六尺，日行二分；二百七十息，氣行十六丈二尺，氣行交通於中，一周於身，下水二刻，日行二十五分；五百四十息，氣行再周於身，下水四刻，日行四十分；二千七百息，氣行十周於身，下水二十刻，日行五宿二十分；一萬三千五百息，氣行五十營於身，水下百刻，日行二十八宿，漏水皆盡，脈終矣。所謂交通者，並行一數也，故五十營備，得盡天地之壽矣，凡行八百一十丈也。

營氣第十六

黄帝曰：營氣之道，内谷爲寶。谷入於胃，迺傳之肺，流溢於中，布散於外，精專者，行於經隧，常營無已，終而復始，是謂天地之紀。故氣從太陰出注手陽明，上行注足陽明，下行至跗上，注大指間，與太陰合；上行抵髀，從脾注心中；循手少陰，出腋下臂，注小指，合手太陽；上行乘腋，出䪼内，注目内眥，上巔，下項，合足太陽；循脊，下尻，下行注小指之端，循足心，注足少陰；上行注腎，從腎注心外，散於胷中；循心主脈，出腋，下臂，出兩筋之間，入掌中，出中指之端，還注小指次指之端，合手少陽；上行注膻中，散於三焦，從三焦注膽，出脇，注足少陽；下行至跗上，復從跗注大指間，合足厥陰，上行至肝，從肝上注肺，上循喉嚨，入頏顙之竅，究於畜門。其支別者，上額，循巔，下項中，循脊，入骶，是督脈也；絡陰器，上過毛中，入臍中，上循腹裏，入缺盆，下注肺中，復出太陰。此營氣之所行也，逆順之常也。

濁者一本作淖滑利也　入骶音氐

脈度第十七

黄帝曰：願聞脈度。岐伯荅曰：手之六陽，從手至頭，長五尺，五六三丈。手之六陰，從手至胷中，三尺五寸，三六一丈八尺，五六三尺，合二丈一尺。足之六陽，從足上至頭，八尺，六八四丈八尺。足之六陰，從足至胷中，六尺五寸，六六三丈六尺，五六三尺，合三丈九尺。蹻脈從足至目，七尺五寸，二七一丈四尺，二五一尺，合一丈五尺。督脈、任脈，各四尺五寸，二四八尺，二五一尺，合九尺。凡都合一十六丈二尺，此氣之大經隧也。經脈爲裏，支而横者爲絡，絡之别者爲孫。盛而血者疾誅之，盛者瀉之，虚者飲藥以補之。

五藏常内閲於上七竅也：故肺氣通於鼻，肺和則鼻能知臭香矣；心氣通於舌，心和則舌能知五味矣；肝氣通於目，肝和則目能辨五色矣；脾氣通於口，脾和則口能知五谷矣；腎氣通於耳，腎和則耳能聞五音矣。五藏不和，則七竅不通；六府不和，則留爲癰。故邪在府，則陽脈不和，陽脈不和則氣留之，氣留之則陽氣盛矣。陽氣太盛則陰脈不利，陰脈不利則血留之，血留之則陰氣盛矣。陰氣太盛，則陽氣不能榮也，故曰關；陽氣太盛，則陰氣弗能榮也，故曰格。陰陽俱盛，不得相榮，故曰關格。關格者，不得盡期而死也。

黄帝曰：蹻脈安起安止，何氣榮水？岐伯荅曰：蹻脈者，少陰之别，起於然骨之後，上内踝之上，直上循陰股入陰，上循胷裏，入缺盆，上出人迎之前，入頄，屬目内眥，合於太陽，陽蹻而上行，氣並相還，則爲濡目，氣不榮則目不合。

黄帝曰：氣獨行五藏，不榮六府，何也？岐伯荅曰：氣之不得無行也，如水之流，如日月之行不休。故陰脈榮其藏，陽脈榮其府，如環之無端，莫知其紀，終而復始。其流溢之氣，内漑藏府，外濡腠理。

黄帝曰：蹻脈有陰陽，何脈當其數？岐伯荅曰：男子數其陽，女子數其陰。當數者爲經，其不當數者爲絡也。

蹻脈（渠略切，又音喬）經隧（音遂）

營衛生會第十八

黃帝問於岐伯曰：人焉受氣？陰陽焉會？何氣爲營？何氣爲衛？營安從生？衛於焉會？老壯不同氣，陰陽異位，願聞其會。岐伯荅曰：人受氣於谷，谷入於胃，以傳與肺，五藏六府皆以受氣。其清者爲營，濁者爲衛，營在脈中，衛在脈外，營周不休，五十而復大會。陰陽相貫，如環無端。衛氣行於陰二十五度，行於陽二十五度，分爲晝夜，故氣至陽而起，至陰而止。故曰：日中而陽隴爲重陽，夜半而陰隴爲重陰。故太陰主内，太陽主外，各行二十五度，分爲晝夜。夜半爲陰隴，夜半後而爲陰衰，平旦陰盡而陽受氣矣。日中爲陽隴，日西而陽衰，日入陽盡而陰受氣矣。夜半而大會，萬民皆臥，命曰合陰。平旦陰盡而陽受氣。如是無已，與天地同紀。

黃帝曰：老人之不夜瞑者，何氣使然？少壯之人不晝瞑者，何氣使然？岐伯荅曰：壯者之氣血盛，其肌肉滑，氣道通，榮衛之行不失其常，故晝精而夜瞑。老者之氣血衰，其肌肉枯，氣道濇，五藏之氣相搏，其營氣衰少，而衛氣内伐，故晝不精，夜不瞑。

黃帝曰：願聞營衛之所行，皆何道從來？岐伯荅曰：營出於中焦，衛出於下焦。黃帝曰：願聞三焦之所出。岐伯荅曰：上焦出於胃上口，並咽以上，貫膈而布胷中，走腋，循太陰之分而行，還至陽明，上至舌，下足陽明，常與營俱行於陽二十五度，行於陰亦二十五度，一周也，故五十度而復大會於手太陰矣。

黄帝曰：人有熱飲食下胃，其氣未定，汗則出，或出於面，或出於背，或出於身半，其不循衛氣之道而出何也？岐伯曰：此外傷於風，内開腠理，毛蒸理泄，衛氣走之，固不得循其道，此氣慓悍滑疾，見開而出，故不得從其道，故命曰漏泄。

黄帝曰：願聞中焦之所出。岐伯荅曰：中焦亦並胃中，出上焦之後，此所受氣者，泌糟粕，蒸津液，化其精微，上注於肺脈，迺化而爲血，以奉生身，莫貴於此，故獨得行於經隧，命曰營氣。

黄帝曰：夫血之與氣，異名同類，何謂也？岐伯荅曰：營衛者，精氣也；血者，神氣也。故血之與氣，異名同類焉。故奪血者無汗，奪汗者無血。故人生有兩死而無兩生。

黄帝曰：願聞下焦之所出。岐伯荅曰：下焦者，别廻腸，注於膀胱而滲入焉。故水谷者，常並居於胃中，成糟粕而俱下於大腸，而成下焦。滲而俱下，濟泌别汁，循下焦而滲入膀胱焉。黄帝曰：人飲酒，酒亦入胃，谷未熟而小便獨先下，何也？岐伯荅曰：酒者，熟谷之液也，其氣悍以清，故後谷而入，先谷而液出焉。

黄帝曰：善。余聞上焦如霧，中焦如漚，下焦如瀆。此之謂也。

四時氣第十九

黄帝問於岐伯曰：夫四時之氣，各不同形，百病之起，皆有所生，灸刺之道，何者爲定？一本作寶岐伯荅曰：四時之氣，各有所在，灸刺之道，得氣穴爲定。故春取經血脈分肉之間，甚者深刺之，間者淺刺之；夏取盛經孫絡，取分間絶皮膚；秋取經腧，邪在府，取之合；冬取井滎，必深以留之。

溫瘧汗不出，爲五十九痏。風㽷膚脹，爲五十七痏，取皮膚之血者，盡取之。飧泄，補三陰之上，補陰陵泉，皆久留之，熱行迺止。轉筋於陽治其陽，轉筋於陰治其陰，皆卒刺之。

徒㽷，先取環谷下三寸，以鈹鍼鍼之，已刺而筩之，而内之，入而復之，以盡其㽷，必堅。來緩則煩悗，來急則安靜，間日一刺之，㽷盡迺止。飲閉藥，方刺之時，徒飲之，方飲無食，方食無飲，無食他食，百三十五日。

著痺不去，久寒不已，卒取其三里骨爲乾。腸中不便，取三里，盛瀉之，虚補之。癘風者，素刺其腫上，已刺，以鋭鍼鍼其處，按出其惡氣，腫盡迺止，常食方食，無食他食。

腹中常鳴，氣上衝胷，喘不能久立，邪在大腸，刺肓之原、巨虚上廉、三里。

小腹控睪，引腰脊，上衝心，邪在小腸者，連睪系，屬於脊，貫肝肺，絡心系。氣盛則厥逆，上衝腸胃，燻肝，散於肓，結於臍。故取之肓原以散之，刺太陰以予之，取厥陰以下之，取巨虚下廉以去之，按其所過之經以調之。

善嘔，嘔有苦，長太息，心中憺憺，恐人將捕之，邪在膽，逆在胃，膽液泄則口苦，胃氣逆則嘔苦，故曰嘔膽。取三里以下。胃氣逆，則刺少陽血絡以閉膽逆，却調其虛實以去其邪。飲食不下，膈塞不通，邪在胃脘，在上脘則刺抑而下之，在下脘則散而去之。

小腹痛腫，不得小便，邪在三焦，約取之太陽大絡，視其絡脈與厥陰小絡結而血者，腫上及胃脘，取三里。

覩其色，察其以，知其散復者，視其目色，以知病之存亾也。一其形，聽其動靜者，持氣口人迎，以視其脈。堅且盛且滑者，病日進；脈軟者，病將下；諸經實者，病三日已。氣口候陰，人迎候陽也。

風瘀（尸類切） 篇（音同） 著痺（上直略切，下音閉） 鋭鍼（上惠切，余芒也）

五邪第二十

邪在肺，則病皮膚痛，寒熱，上氣喘，汗出，欬動肩背。取之膺中外腧，背三節五藏一本作五顀又五節之傍，以手疾按之，快然，迺刺之。取之缺盆中以越之。

邪在肝，則兩脇中痛，寒中，惡血在內，行善掣節，時腳腫。取之行間以引脇下，補三里以溫胃中，取血脈以散惡血，取耳間青脈，以去其掣。

邪在脾胃，則病肌肉痛；陽氣有余，陰氣不足，則熱中善饑；陽氣不足，陰氣有余，則寒中腸鳴腹痛；陰陽俱有余，若俱不足，則有寒有熱。皆調於三里。

邪在腎，則病骨痛陰痺。陰痺者，按之而不得，腹脹腰痛，大便難，肩背頸項痛，時眩。取之湧泉、崑崙，視有血者盡取之。

邪在心，則病心痛，喜悲，時眩仆。視有余不足而調之其輸也。

顀音椎

寒熱病第二十一

皮寒熱者，不可附席，毛髮焦，鼻槁腊，不得汗。取三陽之絡，以補手太陰。肌寒熱者，肌痛，毛髮焦而脣槁腊，不得汗。取三陽於下，以去其血者，補足太陰，以出其汗。骨寒熱者，病無所安，汗注不休，齒未槁，取其少陰於陰股之絡；齒已槁，死不治。骨厥亦然。骨痺，舉節不用而痛，汗注煩心。取三陰（一本作三陽）之經，補之。身有所傷，血出多，及中風寒，若有所墮墜，四支懈惰不收，名曰體惰，取其小腹臍下三結交。三結交者，陽明、太陰也，臍下三寸關元也。厥痺者，厥氣上及腹。取陰陽之絡，視主病也，瀉陽補陰經也。

頸側之動脈人迎。人迎，足陽明也，在嬰筋之前。嬰筋之後，手陽明也，名曰扶突。次脈，足少陽脈也，名曰天牖。次脈，足太陽也，名曰天柱。腋下動脈，臂太陰也，名曰天府。陽迎頭痛胷滿不得息，取之人迎。暴瘖氣鞕，取扶突與舌本出血。暴聾氣蒙，耳目不明，取天牖。暴攣癇眩，足不任身，取天柱。暴癉內逆，肝肺相搏，血溢鼻口，取天府。此爲天牖五部。

臂陽明有入頄偏齒者，名曰大迎，下齒齲取之。臂惡寒補之，不惡寒瀉之。足太陽有入頄偏齒者，名曰角孫，上齒齲取之，在鼻與頄前。方病之時，其脈盛，盛則瀉之，虛則補之。一曰取之出鼻外。足陽明有挾鼻入於面者，名曰懸顱，屬口，對入繫目本，視有過者取之。損有余，益不足，反者益。其足太陽有通項入於腦者，正屬目本，名曰眼系，頭目苦痛，取之在項中兩筋間。入腦迺別。陰蹻、陽蹻，陰陽相交，陽入陰，陰出陽，交於目銳眥，陽氣盛則瞋目，陰氣盛則瞑目。

熱厥取足太陰、少陽，皆留之；寒厥取足陽明、少陰於足，皆留之。舌縱涎下，煩悗，取足少陰。振寒洒洒，鼓頷，不得汗出，腹脹煩悗，取手太陰。

刺虛者，刺其去也；刺實者，刺其來也。春取絡脈，夏取分腠，秋取氣口，冬取經輸。凡此四時，各以時爲齊。絡脈治皮膚，分腠治肌肉，氣口治筋脈，經輸治骨髓、五藏。

身有五部：伏兔一；腓二，腓者，腨也；背三；五藏之腧四；項五。此五部有癰疽者死。病始手臂者，先取手陽明、太陰而汗出；病始頭首者，先取項太陽而汗出；病始足脛者，先取足陽明而汗出。臂太陰可汗出，足陽明可汗出。故取陰而汗出甚者，止之於陽；取陽而汗出甚者，止之於陰。凡刺之害，中而不去則精泄，不中而去則致氣；精泄則病甚而恇，致氣則生爲癰疽也。

槁腊（下思亦切） 齵（丘禹切，齒蠹也） 頄（逵仇二音，面頰也） 悗（音悶） 腓（音肥）

癲狂病第二十二

目眥外決於面者，爲鋭眥；在内近鼻者，爲内眥，上爲外眥，下爲内眥。

癲疾始生，先不樂，頭重痛，視舉目赤甚，作極已而煩心，候之於顏，取手太陽、陽明、太陰，血變而止。

癲疾始作，而引口啼呼喘悸者，候之手陽明、太陽，左強者攻其右，右強者攻其左，血變而止。癲疾始作，先反僵，因而脊痛，候之足太陽、陽明、太陰、手太陽，血變而止。

治癲疾者，常與之居，察其所當取之處。病至，視之有過者瀉之，置其血於瓠壺之中，至其發時，血獨動矣，不動，灸窮骨二十壯。窮骨者，骶骨也。

骨癲疾者，顑齒諸腧分肉皆滿，而骨居，汗出煩悗，嘔多沃沫，氣下泄，不治。筋癲疾者，身倦攣急大，刺項大經之大杼脈。嘔多沃沫，氣下泄，不治。脈癲疾者，暴仆，四肢之脈皆脹而縱。脈滿，盡刺之出血；不滿，灸之挾項太陽，灸帶脈於腰相去三寸，諸分肉本輸。嘔多沃沫，氣下泄，不治。癲疾者，疾發如狂者，死不治。

狂始生，先自悲也，喜忘、苦怒、善恐者，得之憂饑，治之取手太陰、陽明，血變而止，及取足太陰、陽明。狂始發，少臥不饑，自高賢也，自辯智也，自尊貴也，善罵詈，日夜不休，治之取手陽明、太陽、太陰、舌下、少陰。視之盛者，皆取之，不盛，釋之也。

狂言、驚、善笑、好歌樂、妄行不休者，得之大恐，治之取手陽明、太陽、太陰。狂、目妄見、耳妄聞、善呼者，少氣之所生也。治之取手太陽、太陰、陽明、足太陰、頭、兩顑。狂者多食、善見鬼神、善笑而不發於外者，得之有所大喜，治之取足太陰、太陽、陽明，後取手太陰、太陽、陽明。狂而新發，未應如此者，先取曲泉左右動脈及盛者見血，有頃已，不已，以灋取之，灸骨骶二十壯。

風逆，暴四肢腫，身漯漯，唏然時寒，饑則煩，飽則善變，取手太陰表裏，足少陰、陽明之經，肉清取滎，骨清取井、經也。

厥逆爲病也，足暴清，胷若將裂，腸若將以刀切之，煩而不能食，脈大小皆濇，暖取足少陰，清取足陽明，清則補之，溫則瀉之。厥逆腹脹滿，腸鳴，胷滿不得息，取之下胷二脇，欬而動手者，與背腧以手按之立快者是也。內閉不得溲，刺足少陰、太陽與骶上以長鍼。氣逆則取其太陰、陽明、厥陰，甚取少陰、陽明動者之經也。

少氣，身漯漯也，言吸吸也，骨痠體重，懈惰不能動，補足少陰。短氣，息短不屬，動作氣索，補足少陰，去血絡也。

倦攣 上音權 顑 口感切面黃起行 唏 許几切笑也

熱病第二十三

偏枯，身偏不用而痛，言不變，志不亂，病在分腠之間，巨鍼取之，益其不足，損其有余，迺可復也。痱之爲病也，身無痛者，四肢不收，智亂不甚。其言微知，可治；甚則不能言，不可治也。病先起於陽，後入於陰者，先取其陽，後取其陰，浮而取之。

熱病三日，而氣口靜、人迎躁者，取之諸陽，五十九刺，以瀉其熱而出其汗，實其陰以補其不足者。身熱甚，陰陽皆靜者，勿刺也；其可刺者，急取之，不汗出則泄。所謂勿刺者，有死徵也。熱病七日八日，脈口動，喘而短一本作弦者，急刺之，汗且自出，淺刺手大指間。熱病七日八日，脈微小，病者溲血，口中乾，一日半而死；脈代者，一日死。熱病已得汗出，而脈尚躁，喘且復熱，勿刺膚，喘甚者死。熱病七日八日，脈不躁，躁不散數，後三日中有汗；三日不汗，四日死。未曾汗者，勿腠刺之。

熱病先膚痛，窒鼻充面，取之皮，以第一鍼，五十九；苛軫鼻，索皮於肺，不得索之火，火者心也。熱病先身濇，倚而熱，煩悗，乾脣口嗌，取之皮，以第一鍼，五十九；膚脹口乾，寒汗出，索脈於心，不得索之水，水者，腎也。熱病嗌乾多飲，善驚，臥不能起，取之膚肉，以第六鍼，五十九；目眥青，索肉於脾，不得索之木，木者，肝也。熱病面青，腦痛，手足躁，取之筋間，以第四鍼，於四逆；筋躄目浸，索筋於肝，不得索之金，金者，肺也。熱病數驚，瘛瘲而狂，取之脈，以第四鍼，急瀉有余者。癲疾毛髮去，索血於心，不得索之水，水者，腎也。熱病身重骨痛，耳聾而好瞑，取之骨，以第四鍼，五十九，刺骨；病不食，齧齒，耳青，索骨於腎，不得索之土，土者，脾也。

熱病不知所痛，耳聾，不能自收，口乾，陽熱甚，陰頗有寒者，熱在髓，死不可治。熱病頭痛，顳顬目瘛脈痛，善衄，厥熱病也，取之以第三鍼，視有余不足。寒熱痔。熱病體重，腸中熱，取之以第四鍼，於其腧及下諸指間，索氣於胃絡，得氣也。熱病挾臍急痛，胷脇滿，取之湧泉與陰陵泉，取以第四鍼，鍼嗌裏。

熱病而汗且出，及脈順可汗者，取之魚際、太淵、大都、太白，瀉之則熱去，補之則汗出，汗出大甚，取内踝上橫脈以止之。熱病已得汗而脈尚躁盛，此陰脈之極也，死；其得汗而脈靜者，生。熱病者，脈尚盛躁而不得汗者，此陽脈之極也，死；脈盛躁得汗靜者，生。

熱病不可刺者有九：一曰汗不出，大顴發赤，噦者死；二曰泄而腹滿甚者死；三曰目不明，熱不已者死；四曰老人嬰兒，熱而腹滿者死；五曰汗不出，嘔下血者死；六曰舌本爛，熱不已者死；七曰欬而衄，汗不出，出不至足者死；八曰髓熱者死；九曰熱而痙者死。腰折，瘛瘲，齒噤齘也。凡此九者，不可刺也。

所謂五十九刺者，兩手外内側各三，凡十二痏；五指間各一，凡八痏，足亦如是；頭入髮一寸傍三分各三，凡六痏；更入髮三寸邊五，凡十痏；耳前後口下者各一，項中一，凡六痏；巓上一，顖會一，髮際一，廉泉一，風池二，天柱二。

氣滿胷中喘息，取足太陰大指之端，去爪甲如薤葉，寒則留之，熱則疾之，氣下迺止。心疝暴痛，取足太陰、厥陰，盡刺去其血絡。喉痺舌卷，口中乾，煩心，心痛，臂内廉痛，不可及頭，取手小指次指爪甲下，去端如韭葉。目中赤痛，從内眥始，取之陰蹻。風痙身反折，先取足太陽及膕中及血絡出血；中有寒，取三里。癃，取之陰蹻及三毛上及血絡出血。男子如蠱，女子如怚，身體腰脊如解，不欲飲食，先取涌泉見血，視跗上盛者，盡見血也。

痱音肥 痙巨井切 噤巨禁切 齘音介

厥病第二十四

厥頭痛，面若腫起而煩心，取之足陽明、太陰。厥頭痛，頭脈痛，心悲善泣，視頭動脈反盛者，刺盡去血，後調足厥陰。厥頭痛，貞貞頭重而痛，瀉頭上五行，行五；先取手少陰，後取足少陰。厥頭痛，意善忘，按之不得，取頭面左右動脈，後取足太陰。厥頭痛，項先痛，腰脊爲應，先取天柱，後取足太陽。厥頭痛，頭痛甚，耳前後脈湧有熱（一本云有動脈），瀉出其血，後取足少陽。

眞頭痛，頭痛甚，腦盡痛，手足寒至節，死不治。頭痛不可取於腧者，有所擊墮，惡血在於内，若肉傷，痛未已，可則刺，不可遠取也。頭痛不可刺者，大痺爲惡，日作者，可令少愈，不可已。頭半寒痛，先取手少陽、陽明，後取足少陽、陽明。

厥心痛，與背相控，善瘛，如從後觸其心，傴僂者，腎心痛也，先取京骨、崑崙，發狂不已，取然谷。厥心痛，腹脹胷滿，心尤痛甚，胃心痛也，取之大都、太白。厥心痛，痛如以錐鍼刺其心，心痛甚者，脾心痛也，取之然谷、太谿。厥心痛，色蒼蒼如死狀，終日不得太息，肝心痛也，取之行間、太衝。厥心痛，臥若徒居，心痛間，動作痛益甚，色不變，肺心痛也，取之魚際、太淵。

眞心痛，手足清至節，心痛甚，旦發夕死，夕發旦死。心痛不可刺者，中有盛聚，不可取於腧。

腸中有蟲瘕及蛟蛕，皆不可取以小鍼。心腸痛，憹作痛，腫聚，往來上下行，痛有休止，腹熱，喜渴涎出者，是蛟蛕也。以手聚按而堅持之，無令得移，以大鍼刺之，久持之，蟲不動，迺出鍼也。㤼腹憹痛，形中上者。

耳聾無聞，取耳中。耳鳴，取耳前動脈。耳痛不可刺者，耳中有膿，若有乾耵聹，耳無聞也。耳聾，取手小指次指爪甲上與肉交者，先取手，後取足。耳鳴，取手中指爪甲上，左取右，右取左，先取手，後取足。

足髀不可舉，側而取之，在樞合中，以員利鍼，大鍼不可刺。病注下血，取曲泉。風痹淫濼，病不可已者，足如履冰，時如入湯中，股脛淫濼，煩心頭痛，時嘔時悗，眩已汗出，久則目眩，悲以喜恐，短氣不樂，不出三年死也。

貞貞（都耕切）　憹（迺老切）　㤼（音烹）　耵聹（上都領切下迺頂切　耳中垢也）

病本第二十五

先病而後逆者，治其本；先逆而後病者，治其本。先寒而後生病者，治其本；先病而後生寒者，治其本。先熱而後生病者，治其本。先泄而後生他病者，治其本，必且調之，迺治其他病。先病而後中滿者，治其標。先病後泄者，治其本。先中滿而後煩心者，治其本。

有客氣，有同氣。大小便不利，治其標；大小便利，治其本。病發而有余，本而標之，先治其本，後治其標；病發而不足，標而本之，先治其標，後治其本。謹詳察間甚，以意調之，間者並行，甚爲獨行。先小大便不利而後生他病者，治其本也。

雜病第二十六

厥挾脊而痛者，至頂，頭沈沈然，目䀮䀮然，腰脊強，取足太陽膕中血絡。厥胷滿，面腫，脣漯漯然，暴言難，甚則不能言，取足陽明。厥氣走喉而不能言，手足清，大便不利，取足少陰。厥而腹嚮嚮然，多寒氣，腹中㲉㲉，便溲難，取足太陰。

嗌乾，口中熱如膠，取足少陰。膝中痛，取犢鼻，以員利鍼，發而間之。鍼大如氂，刺膝無疑。喉痹不能言，取足陽明；能言，取手陽明。瘧不渴，間日而作，取足陽明；渴而日作，取手陽明。齒痛，不惡清飲，取足陽明；惡清飲，取手陽明。聾而不痛者，取足少陽；聾而痛者，取手陽明。衄而不止，衃血流，取足太陽；衃血，取手太陽。不已，刺宛骨下；不已，刺膕中出血。腰痛，痛上寒，取足太陽、陽明；痛上熱，取足厥陰；不可以俛仰，取足少陽；中熱而喘，取足少陰、膕中血絡。喜怒而不欲食，言益小，刺足太陰；怒而多言，刺足少陽。顑痛，刺手陽明與顑之盛脈出血。項痛不可俛仰，刺足太陽；不可以顧，刺手太陽也。

小腹滿大，上走胃，至心，淅淅身時寒熱，小便不利，取足厥陰。腹滿，大便不利，腹大，亦上走胷嗌，喘息喝喝然，取足少陰。腹滿食不化，腹嚮嚮然，不能大便，取足太陰。

心痛引腰脊，欲嘔，取足少陰。心痛，腹脹嗇嗇然，大便不利，取足太陰。心痛引背，不得息，刺足少陰；

不已，取手少陽。心痛引小腹滿，上下無常處，便溲難，刺足厥陰。心痛，但短氣不足以息，刺手太陰。心痛，當九節刺之，按，已刺按之，立已；不已，上下求之，得之立已。

顑痛，刺足陽朙曲周動脈見血，立已；不已，按人迎於經，立已。氣逆上，刺膺中陷者與下胷動脈。腹痛，刺臍左右動脈，已刺按之，立已；不已，刺氣街，已刺按之，立已。痿厥，爲四末束悗，迺疾解之，日二，不仁者，十日而知，無休，病已止。歲，以草刺鼻，嚏，嚏而已；無息而疾迎引之，立已；大驚之，亦可已。

嚮音嚮 觳音斛

周痹第二十七

黄帝問於岐伯曰：周痹之在身也，上下移徙隨脈，其上下左右相應，間不容空，願聞此痛在血脈之中邪？將在分肉之間乎？何以致是？其痛之移也，間不及下鍼，其慉痛之時，不及定治，而痛已止矣，何道使然？願聞其故。岐伯荅曰：此衆痹也，非周痹也。

黄帝曰：願聞衆痹。岐伯對曰：此各在其處，更發更止，更居更起，以右應左，以左應右，非能周也，更發更休也。黄帝曰：善。刺之奈何？岐伯對曰：刺此者，痛雖已止，必刺其處，勿令復起。

帝曰：善。願聞周痹何如？岐伯對曰：周痹者，在於血脈之中，隨脈以上，隨脈以下，不能左右，各當其所。黄帝曰：刺之奈何？岐伯對曰：痛從上下者，先刺其下以過（一作遏，下同）之，後刺其上以脱之；痛從下上者，先刺其上以過之，後刺其下以脱之。

黄帝曰：善。此痛安生？何因而有名？岐伯對曰：風寒濕氣，客於外分肉之間，迫切而爲沫，沫得寒則聚，聚則排分肉而分裂也，分裂則痛，痛則神歸之，神歸之則熱，熱則痛解，痛解則厥，厥則他痹發，發則如是。

帝曰：善。余已得其意矣。此内不在藏，而外未發於皮，獨居分肉之間，眞氣不能周，故命曰周痹。故刺痹者，必先切循其下之六經，視其虛實，及大絡之血結而不通，及虛而脈陷空者而調之，熨而通之，其瘛堅，轉引而

行之。黄帝曰：善。余已得其意矣，亦得其事也。九者，經巽之理，十二經脈陰陽之病也。慉許六切

口問第二十八

黄帝閒居，辟左右而問於岐伯曰：余已聞九鍼之經，論陰陽逆順，六經已畢，願得口問。岐伯避席再拜曰：善乎哉問也！此先師之所口傳也。黄帝曰：願聞口傳。岐伯荅曰：夫百病之始生也，皆生於風雨寒暑、陰陽喜怒、飲食居處、大驚卒恐。則血氣分離，陰陽破敗，經絡厥絶，脈道不通，陰陽相逆，衛氣稽留，經脈虛空，血氣不次，迺失其常。論不在經者，請道其方。

黄帝曰：人之欠者，何氣使然？岐伯荅曰：衛氣晝日行於陽，夜半則行於陰。陰者主夜，夜者臥；陽者主上，陰者主下。故陰氣積於下，陽氣未盡，陽引而上，陰引而下，陰陽相引，故數欠。陽氣盡，陰氣盛，則目瞑；陰氣盡而陽氣盛，則寤矣。瀉足少陰，補足太陽。

黄帝曰：人之噦者，何氣使然？岐伯曰：谷入於胃，胃氣上注於肺。今有故寒氣與新谷氣，俱還入於胃，新故相亂，眞邪相攻，氣並相逆，復出於胃，故爲噦。補手太陰，瀉足少陰。

黄帝曰：人之唏者，何氣使然？岐伯曰：此陰氣盛而陽氣虛，陰氣疾而陽氣徐，陰氣盛而陽氣絶，故爲唏。補足太陽，瀉足少陰。

黄帝曰：人之振寒者，何氣使然？岐伯曰：寒氣客於皮膚，陰氣盛，陽氣虛，故爲振寒寒慄，補諸陽。

黄帝曰：人之噫者，何氣使然？岐伯曰：寒氣客於胃，厥逆從下上散，復出於胃，故爲噫。補足太陰、陽明。一曰補眉本也。

黄帝曰：人之嚏者，何氣使然？岐伯曰：陽氣和利，滿於心，出於鼻，故爲嚏。補足太陽榮、眉本。一曰眉上也。

黄帝曰：人之嚲者，何氣使然？岐伯曰：胃不實則諸脈虚，諸脈虚則筋脈懈惰，筋脈懈惰則行陰用力，氣不能復，故爲嚲。因其所在，補分肉間。

黄帝曰：人之哀而泣涕出者，何氣使然？岐伯曰：心者，五藏六府之主也；目者，宗脈之所聚也，上液之道也；口鼻者，氣之門戸也。故悲哀愁憂則心動，心動則五藏六府皆搖，搖則宗脈感，宗脈感則液道開，液道開，故泣涕出焉。液者，所以灌精濡空竅者也，故上液之道開則泣，泣不止則液竭，液竭則精不灌，精不灌則目無所見矣，故命曰奪精。補天柱經俠頸。

黄帝曰：人之太息者，何氣使然？岐伯曰：憂思則心系急，心系急則氣道約，約則不利，故太息以伸出之。補手少陰、心主、足少陽，留之也。

黄帝曰：人之涎下者，何氣使然？岐伯曰：飲食者，皆入於胃，胃中有熱則蟲動，蟲動則胃緩，胃緩則廉泉開，故涎下。補足少陰。

黄帝曰：人之耳中鳴者，何氣使然？岐伯曰：耳者，宗脈之所聚也，故胃中空則宗脈虚，虚則下，溜脈有所竭者，故耳鳴。補客主人、手大指爪甲上與肉交者也。

黄帝曰：人之自齧舌者，何氣使然？岐伯曰：此厥逆走上，脈氣輩至也。少陰氣至則齧舌，少陽氣至則齧頰，陽明氣至則齧脣矣。視主病者，則補之。

凡此十二邪者，皆奇邪之走空竅者也。故邪之所在，皆爲不足。故上氣不足，腦爲之不滿，耳爲之苦鳴，頭爲之苦傾，目爲之眩；中氣不足，溲便爲之變，腸爲之苦鳴；下氣不足，則廼爲痿厥心悗。補足外踝下，留之。

黄帝曰：治之奈何？岐伯曰：腎主爲欠，取足少陰；肺主爲噦，取手太陰、足少陰。唏者，陰與陽絶，故補足太陽，瀉足少陰。振寒者，補諸陽。噫者，補足太陰、陽明。嚏者，補足太陽、眉本。嚲，因其所在，補分肉間。泣出，補天柱經俠頸，俠頸者，頭中分也。太息，補手少陰、心主、足少陽，留之。涎下，補足少陰。耳鳴，補客主人、手大指爪甲上與肉交者。自齧舌，視主病者，則補之。目眩、頭傾，補足外踝下，留之。痿厥、心悗，刺足大指間上二寸，留之，一曰足外踝下，留之。

師傳第二十九

黃帝曰：余聞先師，有所心藏，弗著於方。余願聞而藏之，則而行之，上以治民，下以治身，使百姓無病，上下和親，德澤下流，子孫無憂，傳於後世，無有終時，可得聞乎？岐伯曰：遠乎哉問也！夫治民與自治，治彼與治此，治小與治大，治國與治家，未有逆而能治之也，夫惟順而已矣。順者，非獨陰陽脈論氣之逆順也，百姓人民皆欲順其志也。

黃帝曰：順之奈何？岐伯曰：入國問俗，入家問諱，上堂問禮，臨病人問所便。

黃帝曰：便病人奈何？岐伯曰：夫中熱消癉則便寒，寒中之屬則便熱。胃中熱則消谷，令人縣心善饑，臍以上皮熱；腸中熱則出黃如糜，臍以下皮寒。胃中寒則腹脹，腸中寒則腸鳴飧泄，胃中寒、腸中熱則脹而且泄，胃中熱、腸中寒則疾饑，小腹痛脹。

黃帝曰：胃欲寒饑，腸欲熱飲，兩者相逆，便之奈何？且夫王公大人、血食之君，驕恣從欲輕人，而無能禁之，禁之則逆其志，順之則加其病，便之奈何？治之何先？岐伯曰：人之情莫不惡死而樂生，告之以其敗，語之以其善，導之以其所便，開之以其所苦，雖有無道之人，惡有不聽者乎？

黃帝曰：治之奈何？岐伯曰：春夏先治其標，後治其本；秋冬先治其本，後治其標。

黃帝曰：便其相逆者奈何？岐伯曰：便此者，食飲衣服，亦欲適寒溫，寒無凄愴，暑無出汗。食飲者，熱無灼灼，寒無滄滄。寒溫中適，故氣將持，廼不致邪僻也。

黃帝曰：《本藏》以身形支節䐃肉，候五藏六府之小大焉。今夫王公大人、臨朝即位之君而問焉，誰可捫循之而後荅乎？岐伯曰：身形支節者，藏府之蓋也，非面部之閱也。

黃帝曰：五藏之氣，閱於面者，余已知之矣。以肢節知而閱之奈何？岐伯曰：五藏六府者，肺爲之蓋，巨肩陷咽，候見其外。黃帝曰：善。岐伯曰：五藏六府，心爲之主，缺盆爲之道，骷骨有余，以候𩩲骬。黃帝曰：善。岐伯曰：肝者，主爲將，使之候外，欲知堅固，視目小大。黃帝曰：善。岐伯曰：脾者，主爲衛，使之迎糧，視脣舌好惡，以知吉凶。黃帝曰：善。岐伯曰：腎者，主爲外，使之遠聽，視耳好惡，以知其性。

黃帝曰：善。願聞六府之候。岐伯曰：六府者，胃爲之海，廣骸、大頸、張胷，五谷廼容；鼻隧以長，以候大腸；脣厚、人中長，以候小腸；目下果大，其膽廼横；鼻孔在外，膀胱漏泄；鼻柱中央起，三焦廼約。此所以候六府者也。上下三等，藏安且良矣。便平聲

决氣第三十

黄帝曰：余聞人有精、氣、津、液、血、脈，余意以爲一氣耳，今迺辨爲六名，余不知其所以然。岐伯曰：兩神相搏，合而成形，常先身生，是謂精。何謂氣？岐伯曰：上焦開發，宣五谷味，燻膚，充身，澤毛，若霧露之溉，是謂氣。何謂津？岐伯曰：腠理發泄，汗出溱溱，是謂津。何謂液？岐伯曰：谷入氣滿，淖澤注於骨，骨屬屈伸，泄澤，補益腦髓，皮膚潤澤，是謂液。何謂血？岐伯曰：中焦受氣取汁，變化而赤，是謂血。何謂脈？岐伯曰：壅遏營氣，令無所避，是謂脈。

黄帝曰：六氣者，有余不足，氣之多少，腦髓之虛實，血脈之清濁，何以知之？岐伯曰：精脱者，耳聾；氣脱者，目不明；津脱者，腠理開，汗大泄；液脱者，骨屬屈伸不利，色夭，腦髓消，脛痠，耳數鳴；血脱者，色白，夭然不澤，其脈空虛。此其候也。

黄帝曰：六氣者，貴賤何如？岐伯曰：六氣者，各有部主也。其貴賤善惡，可爲常主，然五谷與胃爲大海也。溱音臻

腸胃第三十一

黃帝問於伯高曰：余願聞六府傳谷者，腸胃之小大長短，受谷之多少奈何？伯高曰：請盡言之。谷所從出入淺深遠近長短之度：脣至齒長九分，口廣二寸半。齒以後至會厭，深三寸半，大容五合。舌重十兩，長七寸，廣二寸半。咽門重十兩，廣一寸半，至胃長一尺六寸。胃紆曲屈，伸之，長二尺六寸，大一尺五寸，徑五寸，大容三鬥五升。小腸後附脊，左環迴周疊積，其注於迴腸者，外附於臍上，迴運環十六曲，大二寸半，徑八分分之少半，長三丈二尺。迴腸當臍，左環迴周葉積而下，迴運環反十六曲，大四寸，徑一寸寸之少半，長二丈一尺。廣腸傳脊，以受迴腸，左環葉脊，上下辟，大八寸，徑二寸寸之大半，長二尺八寸。腸胃所入至所出，長六丈四寸四分，迴曲環反，三十二曲也。

平人絶谷第三十二

黄帝曰：願聞人之不食，七日而死，何也？伯高曰：臣請言其故。胃大一尺五寸，徑五寸，長二尺六寸，橫屈，受水谷三鬥五升，其中之谷常留二鬥，水一鬥五升而滿。上焦泄氣，出其精微，慓悍滑疾，下焦下漑諸腸。小腸大二寸半，徑八分分之少半，長三丈二尺，受谷二鬥四升，水六升三合合之大半。廻腸大四寸，徑一寸寸之少半，長二丈一尺，受谷一鬥，水七升半。廣腸大八寸，徑二寸寸之大半，長二尺八寸，受谷九升三合八分合之一。腸胃之長，凡五丈八尺四寸，受水谷九鬥二升一合合之大半，此腸胃所受水谷之數也。

平人則不然，胃滿則腸虛，腸滿則胃虛，更虛更滿，故氣得上下，五藏安定，血脈和利，精神迺居。故神者，水谷之精氣也。故腸胃之中，當留谷二鬥，水一鬥五升。故平人日再後，後二升半，一日中五升，七日五七三鬥五升，而留水谷盡矣。故平人不食飲七日而死者，水谷精氣津液皆盡故也。

海論第三十三

黄帝問於岐伯曰：余聞刺灋於夫子，夫子之所言，不離於營衛血氣。夫十二經脈者，内屬於府藏，外絡於肢節，夫子迺合之於四海乎？岐伯荅曰：人亦有四海、十二經水。經水者，皆注於海，海有東西南北，命曰四海。黄帝曰：以人應之奈何？岐伯曰：人有髓海，有血海，有氣海，有水谷之海。凡此四者，以應四海也。

黄帝曰：遠乎哉！夫子之合人天地四海也，願聞應之奈何？岐伯荅曰：必先朙知陰陽、表裏、滎輸所在，四海定矣。

黄帝曰：定之奈何？岐伯曰：胃者，水谷之海，其輸上在氣街，下至三里。衝脈者，爲十二經之海，其輸上在於大杼，下出於巨虛之上下廉。膻中者，爲氣之海，其輸上在於柱骨之上下，前在於人迎。腦爲髓之海，其輸上在於其蓋，下在風府。

黄帝曰：凡此四海者，何利何害？何生何敗？岐伯曰：得順者生，得逆者敗；知調者利，不知調者害。

黄帝曰：四海之逆順奈何？岐伯曰：氣海有余者，氣滿胷中，悗息，面赤；氣海不足，則氣少不足以言。血海有余，則常想其身大，怫然不知其所病；血海不足，亦常想其身小，狭然不知其所病。水谷之海有余，則腹滿；水谷之海不足，則饑不受谷食。髓海有余，則輕勁多力，自過其度；髓海不足，則腦轉耳鳴，脛痠眩冒，目無所見，懈怠安臥。

黄帝曰：余已聞逆順，調之奈何？岐伯曰：審守其輸，而調其虚實，無犯其害。順者得復，逆者必敗。

黄帝曰：善。

五亂第三十四

黃帝曰：經脈十二者，别爲五行，分爲四時，何失而亂？何得而治？岐伯曰：五行有序，四時有分，相順則治，相逆則亂。

黃帝曰：何謂相順？岐伯曰：經脈十二者，以應十二月。十二月者，分爲四時。四時者，春秋冬夏，其氣各異。營衛相隨，陰陽已和，清濁不相干，如是則順之而治。

黃帝曰：何謂逆而亂？岐伯曰：清氣在陰，濁氣在陽，營氣順脈，衛氣逆行。清濁相干，亂於胷中，是謂大悗。故氣亂於心，則煩心密嘿，俛首靜伏；亂於肺，則俛仰喘喝，接手以呼；亂於腸胃，則爲霍亂；亂於臂脛，則爲四厥；亂於頭，則爲厥逆，頭重眩仆。

黃帝曰：五亂者，刺之有道乎？岐伯曰：有道以來，有道以去，審知其道，是謂身寶。黃帝曰：善。願聞其道。岐伯曰：氣在於心者，取之手少陰、心主之輸。氣在於肺者，取之手太陰滎、足少陰輸。氣在於腸胃者，取之足太陰、陽明；不下者，取之三里。氣在於頭者，取之天柱、大杼；不知，取足太陽滎輸。氣在於臂足，取之先去血脈，後取其陽明、少陽之滎輸。

黃帝曰：補瀉奈何？岐伯曰：徐入徐出，謂之導氣。補瀉無形，謂之同精。是非有余不足也，亂氣之相逆也。

黄帝曰：允乎哉道！明乎哉論！請著之玉版，命曰治亂也。

脹論第三十五

黃帝曰：脈之應於寸口，如何而脹？岐伯曰：其脈大堅以濇者，脹也。黃帝曰：何以知藏府之脹也？岐伯曰：陰爲藏，陽爲府。

黃帝曰：夫氣之令人脹也，在於血脈之中耶？藏府之内乎？岐伯曰：三一云二字者皆存焉，然非脹之舍也。黃帝曰：願聞脹之舍。岐伯曰：夫脹者，皆在於藏府之外，排藏府而郭胷脇，脹皮膚，故命曰脹。

黃帝曰：藏府之在胷脇腹裏之内也，若匣匱之藏禁器也，各有次舍，異名而同處，一域之中，其氣各異，願聞其故。黃帝曰：未解其意，再問。岐伯曰：夫胷腹，藏府之郭也。膻中者，心主之宫城也。胃者，太倉也。咽喉、小腸者，傳送也。胃之五竅者，閭里門戶也。廉泉、玉英者，津液之道也。故五藏六府者，各有畔界，其病各有形狀。營氣循脈，衛氣逆爲脈脹；衛氣並脈循分爲膚脹。三里而寫，近者一下，遠者三下。無問虛實，工在疾寫。

黃帝曰：願聞脹形。岐伯曰：夫心脹者，煩心短氣，臥不安。肺脹者，虛滿而喘欬。肝脹者，脇下滿而痛引小腹。脾脹者，善噦，四肢煩悗，體重不能勝衣，臥不安。腎脹者，腹滿引背央央然，腰髀痛。六府脹：胃脹者，腹滿，胃脘痛，鼻聞焦臭，妨於食，大便難。大腸脹者，腸鳴而痛濯濯，冬日重感於寒，則飧泄不化。

小腸脹者，少腹䐜脹，引腰而痛。膀胱脹者，少腹滿而氣癃。三焦脹者，氣滿於皮膚中，輕輕然而不堅。膽脹者，脇下痛脹，口中苦，善太息。凡此諸脹者，其道在一。明知逆順，鍼數不失。瀉虛補實，神去其室，致邪失正，眞不可定，麤之所敗，謂之天命。補虛瀉實，神歸其室，久塞其空，謂之良工。

黄帝曰：脹者焉生？何因而有？岐伯曰：衛氣之在身也，常然並脈循分肉，行有逆順，陰陽相隨，迺得天和，五藏更始，四時循序，五谷迺化。然後厥氣在下，營衛留止，寒氣逆上，眞邪相攻，兩氣相搏，迺合爲脹也。黄帝曰：善。何以解惑？岐伯曰：合之於眞，三合而得。帝曰：善。

黄帝問於岐伯曰：《脹論》言無問虛實，工在疾瀉，近者一下，遠者三下。今有其三而不下者，其過焉在？岐伯對曰：此言陷於肉肓而中氣穴者也。不中氣穴，則氣内閉；鍼不陷肓，則氣不行；上越中肉，則衛氣相亂，陰陽相逐。其於脹也，當瀉不瀉，氣故不下。三而不下，必更其道，氣下迺止，不下復始，可以萬全，烏有殆者乎？其於脹也，必審其胗，當瀉則瀉，當補則補，如鼓應桴，惡有不下者乎？

五癃津液別第三十六

黃帝問於岐伯曰：水谷入於口，輸於腸胃，其液別爲五。天寒衣薄則爲溺與氣，天熱衣厚則爲汗，悲哀氣並則爲泣，中熱胃緩則爲唾。邪氣内逆，則氣爲之閉塞而不行，不行則爲水脹。余知其然也，不知其何由生，願聞其道。

岐伯曰：水谷皆入於口，其味有五，各注其海，津液各走其道。故三焦出氣，以溫肌肉，充皮膚，爲其津；其流而不行者爲液。天暑衣厚則腠理開，故汗出，寒留於分肉之間，聚沫則爲痛。天寒則腠理閉，氣濕不行，水下留於膀胱，則爲溺與氣。

五藏六府，心爲之主，耳爲之聽，目爲之候，肺爲之相，肝爲之將，脾爲之衛，腎爲之主外。故五藏六府之津液，盡上滲於目，心悲氣並則心系急，心系急則肺舉，肺舉則液上溢。夫心系與肺不能常舉，乍上乍下，故欬而泣出矣。

中熱則胃中消谷，消谷則蟲上下作，腸胃充郭故胃緩，胃緩則氣逆，故唾出。

五谷之津液和合而爲膏者，内滲入於骨空，補益腦髓而下流於陰股。陰陽不和，則使液溢而下流於陰，髓液皆減而下，下過度則虛，虛故腰背痛而脛痠。

陰陽氣道不通，四海閉塞，三焦不瀉，津液不化，水谷並行腸胃之中，別於迴腸，留於下焦，不得滲膀胱，則下焦脹，水溢則爲水脹。此津液五別之逆順也。

五閱五使第三十七

黄帝問於岐伯曰：余聞刺有五官五閱，以觀五氣。五氣者，五藏之使也，五時之副也。願聞其五使當安出？岐伯曰：五官者，五藏之閱也。黄帝曰：願聞其所出，令可爲常。岐伯曰：脉出於氣口，色見於明堂，五色更出，以應五時，各如其常，經氣入藏，必當治裏。

帝曰：善。五色獨決於明堂乎？岐伯曰：五官已辨，闕庭必張，迺立明堂。明堂廣大，蕃蔽見外，方壁高基，引垂居外，五色迺治，平博廣大，壽中百歲。見此者，刺之必已。如是之人者，血氣有余，肌肉堅緻，故可苦以鍼。

黄帝曰：願聞五官。岐伯曰：鼻者，肺之官也；目者，肝之官也；口脣者，脾之官也；舌者，心之官也；耳者，腎之官也。黄帝曰：以官何候？岐伯曰：以候五藏。故肺病者，喘息鼻脹；肝病者，眥青；脾病者，脣黄；心病者，舌卷短，顴赤；腎病者，顴與顔黑。

黄帝曰：五脉安出，五色安見？其常色殆者如何？岐伯曰：五官不辨，闕庭不張，小其明堂，蕃蔽不見，又埤其牆，牆下無基，垂角去外。如是者，雖平常殆，況加疾哉！黄帝曰：五色之見於明堂，以觀五藏之氣，左右高下，各有形乎？岐伯曰：府藏之在中也，各以次舍，左右上下，各如其度也。

緻 池利切 密也

逆順肥瘦第三十八

黄帝問於岐伯曰：余聞鍼道於夫子，衆多畢悉矣。夫子之道應若失，而據未有堅然者也。夫子之問學熟乎，將審察於物而心生之乎？岐伯曰：聖人之爲道者，上合於天，下合於地，中合於人事，必有明灋，以起度數，灋式檢押，迺後可傳焉。故匠人不能釋尺寸而意短長，廢繩墨而起平水也，工人不能置規而爲圓，去矩而爲方。知用此者，固自然之物，易用之教，逆順之常也。

黄帝曰：願聞自然奈何？岐伯曰：臨深決水，不用功力，而水可竭也；循掘決衝，而經可通也。此言氣之滑濇，血之清濁，行之逆順也。

黄帝曰：願聞人之白黑、肥瘦、小長，各有數乎？岐伯曰：年質壯大，血氣充盈，膚革堅固，因加以邪，刺此者，深而留之，此肥人也。廣肩，腋項肉薄，厚皮而黑色，脣臨臨然，其血黑以濁，其氣濇以遲，其爲人也，貪於取與。刺此者，深而留之，多益其數也。

黄帝曰：刺瘦人奈何？岐伯曰：瘦人者，皮薄色少，肉廉廉然，薄脣輕言，其血清氣滑，易脫於氣，易損於血。刺此者，淺而疾之。

黄帝曰：刺常人奈何？岐伯曰：視其白黑，各爲調之，其端正敦厚者，其血氣和調。刺此者，無失常數也。

黄帝曰：刺壯士眞骨者奈何？岐伯曰：刺壯士眞骨，堅肉緩節監監然，此人重則氣濇血濁。刺此者，深而留之，多益其數。勁則氣滑血清。刺此者，淺而疾之。

黄帝曰：刺嬰兒奈何？岐伯曰：嬰兒者，其肉脆，血少氣弱。刺此者，以豪刺，淺刺而疾發鍼，日再可也。

黄帝曰：臨深決水奈何？岐伯曰：血清氣濁，疾瀉之，則氣竭焉。黄帝曰：循掘決衝奈何？岐伯曰：血濁氣濇，疾瀉之，則經可通也。

黄帝曰：脈行之逆順奈何？岐伯曰：手之三陰，從藏走手；手之三陽，從手走頭。足之三陽，從頭走足；足之三陰，從足走腹。

黄帝曰：少陰之脈獨下行，何也？岐伯曰：不然。夫衝脈者，五藏六府之海也，五藏六府皆稟焉。其上者，出於頏顙，滲諸陽，灌諸精；其下者，注少陰之大絡，出於氣街，循陰股内廉，入膕中，伏行骭骨内，下至内踝之後屬而別；其下者，並於少陰之經，滲三陰；其前者，伏行出跗屬，下循跗，入大指間，滲諸絡而温肌肉。故別絡結則跗上不動，不動則厥，厥則寒矣。黄帝曰：何以明之？岐伯曰：以言導之，切而驗之，其非必動，然後迺可明逆順之行也。

黄帝曰：窘乎哉！聖人之爲道也，明於日月，微於毫釐，其非夫子，孰能道之也！

血絡論第三十九

黃帝曰：願聞其奇邪而不在經者。岐伯曰：血絡是也。黃帝曰：刺血絡而仆者何也？血出而射者何也？血少黑而濁者何也？血出清而半爲汁者何也？發鍼而腫者何也？血出若多若少而面色蒼蒼者何也？發鍼而面色不變而煩悗者何也？多出血而不動搖者何也？願聞其故。

岐伯曰：脈氣盛而血虛者，刺之則脫氣，脫氣則仆。血氣俱盛而陰氣多者，其血滑，刺之則射。陽氣畜積，久留而不瀉者，其血黑以濁，故不能射。新飲而液滲於絡，而未合和於血也，故血出而汁別焉。其不新飲者，身中有水，久則爲腫。陰氣積於陽，其氣因於絡，故刺之血未出而氣先行，故腫。陰陽之氣，其新相得而未和合，因而瀉之，則陰陽俱脫，表裏相離，故脫色而蒼蒼然。刺之血出多，色不變而煩悗者，刺絡而虛經，虛經之屬於陰者，陰脫，故煩悗。陰陽相得而合爲痹者，此爲内溢於經，外注於絡，如是者，陰陽俱有余，雖多出血而弗能虛也。

黃帝曰：相之奈何？岐伯曰：血脈者，盛堅横以赤，上下無常處，小者如鍼，大者如筋，則而瀉之，萬全也。故無失數矣，失數而反，各如其度。

黃帝曰：鍼入而肉著者何也？岐伯曰：熱氣因於鍼則鍼熱，熱則肉著於鍼，故堅焉。

陰陽清濁第四十

黃帝曰：余聞十二經脈，以應十二經水者，其五色各異，清濁不同，人之血氣若一，應之奈何？岐伯曰：人之血氣，苟能若一，則天下爲一矣，惡有亂者乎？

黃帝曰：余問一人，非問天下之衆。岐伯曰：夫一人者，亦有亂氣，天下之衆，亦有亂人，其合爲一耳。

黃帝曰：願聞人氣之清濁。岐伯曰：受谷者濁，受氣者清。清者注陰，濁者注陽。濁而清者，上出於咽；清而濁者，則下行。清濁相干，命曰亂氣。

黃帝曰：夫陰清而陽濁，濁者有清，清者有濁，清濁別之奈何？岐伯曰：氣之大別：清者上注於肺，濁者下走於胃。胃之清氣上出於口，肺之濁氣下注於經，内積於海。

黃帝曰：諸陽皆濁，何陽濁甚乎？岐伯曰：手太陽獨受陽之濁，手太陰獨受陰之清。其清者上走空竅，其濁者下行諸經。諸陰皆清，足太陰獨受其濁。

黃帝曰：治之奈何？岐伯曰：清者其氣滑，濁者其氣濇，此氣之常也。故刺陰者，深而留之；刺陽者，淺而疾之；清濁相干者，以數調之也。

悗音悶 空音孔

陰陽繫日月第四十一

黄帝曰：余聞天爲陽，地爲陰，日爲陽，月爲陰，其合之於人奈何？岐伯曰：腰以上爲天，腰以下爲地，故天爲陽，地爲陰。故足之十二經脈，以應十二月，月生於水，故在下者爲陰；手之十指，以應十日，日主火，故在上者爲陽。

黄帝曰：合之於脈奈何？岐伯曰：寅者，正月之生陽也，主左足之少陽；未者，六月，主右足之少陽。卯者，二月，主左足之太陽；午者，五月，主右足之太陽；辰者，三月，主左足之陽明；巳者，四月，主右足之陽明。此兩陽合於前，故曰陽明。申者，七月之生陰也，主右足之少陰；丑者，十二月，主左足之少陰；酉者，八月，主右足之太陰；子者，十一月，主左足之太陰；戌者，九月，主右足之厥陰；亥者，十月，主左足之厥陰。此兩陰交盡，故曰厥陰。

甲主左手之少陽，己主右手之少陽，乙主左手之太陽，戊主右手之太陽。丙主左手之陽明，丁主右手之陽明。此兩火並合，故爲陽明。庚主右手之少陰，癸主左手之少陰，辛主右手之太陰，壬主左手之太陰。

故足之陽者，陰中之少陽也；足之陰者，陰中之太陰也。手之陽者，陽中之太陽也；手之陰者，陽中之少陰也。腰以上者爲陽，腰以下者爲陰。

其於五藏也，心爲陽中之太陽，肺爲陰中之少陰，肝爲陰中之少陽，脾爲陰中之至陰，腎爲陰中之太陰。

黄帝曰：以治之奈何？岐伯曰：正月、二月、三月，人氣在左，無刺左足之陽；四月、五月、六月，人氣在右，無刺右足之陽；七月、八月、九月，人氣在右，無刺右足之陰；十月、十一月、十二月，人氣在左，無刺左足之陰。

黄帝曰：五行以東方爲甲乙木主春。春者，蒼色，主肝。肝者，足厥陰也。今迺以甲爲左手之少陽，不合於數，何也？岐伯曰：此天地之陰陽也，非四時五行之以次行也。且夫陰陽者，有名而無形，故數之可十，離之可百，散之可千，推之可萬，此之謂也。

病傳第四十二

黃帝曰：余受九鍼於夫子，而私覽於諸方，或有導引行氣，喬摩、灸、熨、刺、焫、飲藥之一者，可獨守耶？將盡行之乎？岐伯曰：諸方者，衆人之方也，非一人之所盡行也。

黃帝曰：此迺所謂守一勿失，萬物畢者也。今余已聞陰陽之要，虛實之理，傾移之過，可治之屬，願聞病之變化，淫傳絶敗而不可治者，可得聞乎？岐伯曰：要乎哉問！道，昭乎其如日醒，窘乎其如夜瞑，能被而服之，神與俱成，畢將服之，神自得之，生神之理，可著於竹帛，不可傳於子孫。

黃帝曰：何謂日醒？岐伯曰：明於陰陽，如惑之解，如醉之醒。黃帝曰：何謂夜瞑？岐伯曰：瘖乎其無聲，漠乎其無形，折毛髮理，正氣横傾，淫邪泮衍，血脈傳溜，大氣入藏，腹痛下淫，可以致死，不可以致生。

黃帝曰：大氣入藏奈何？岐伯曰：病先發於心，一日而之肺，三日而之肝，五日而之脾，三日不已，死。冬夜半，夏日中。

病先發於肺，三日而之肝，一日而之脾，五日而之胃，十日不已，死。冬日入，夏日出。

病先發於肝，三日而之脾，五日而之胃，三日而之腎，三日不已，死。冬日入，夏蚤食。

病先發於脾，一日而之胃，二日而之腎，三日而之膂膀胱，十日不已，死。冬人定，夏晏食。

病先發於胃，五日而之腎，三日而之膂膀胱，五日而上之心，二日不已，死。冬夜半，夏日昳。

病先發於腎，三日而之膂膀胱，三日而上之心，三日而之小腸，三日不已，死。冬大晨，夏晏晡。

病先發於膀胱，五日而之腎，一日而之小腸，一日而之心，二日不已，死。冬雞鳴，夏下晡。

諸病以次相傳，如是者，皆有死期，不可刺也；間一藏及二三四藏者，迺可刺也。昳徒結切

淫邪發夢第四十三

黃帝曰：願聞淫邪泮衍奈何？岐伯曰：正邪從外襲內，而未有定舍，反淫於藏，不得定處，與營衛俱行，而與魂魄飛揚，使人臥不得安而喜夢。氣淫於府，則有余於外，不足於內；氣淫於藏，則有余於內，不足於外。

黃帝曰：有余不足，有形乎？岐伯曰：陰氣盛則夢涉大水而恐懼，陽氣盛則夢大火而燔焫，陰陽俱盛則夢相殺。上盛則夢飛，下盛則夢墮。甚饑則夢取，甚飽則夢予。肝氣盛則夢怒，肺氣盛則夢恐懼、哭泣、飛揚，心氣盛則夢善笑、恐畏，脾氣盛則夢歌樂、身體重不舉，腎氣盛則夢腰脊兩解不屬。凡此十二盛者，至而瀉之，立已。

厥氣客於心，則夢見丘山煙火；客於肺，則夢飛揚，見金鐵之奇物；客於肝，則夢山林樹木；客於脾，則夢見丘陵大澤，壞屋風雨；客於腎，則夢臨淵，沒居水中；客於膀胱，則夢遊行；客於胃，則夢飲食；客於大腸，則夢田野；客於小腸，則夢聚邑衝衢；客於膽，則夢鬥訟自刳；客於陰器，則夢接內；客於項，則夢斬首；客於脛，則夢行走而不能前，及居深地窌苑中；客於股肱，則夢禮節拜起；客於胞䐈，則夢溲便。凡此十五不足者，至而補之，立已也。

窌 力交切

順氣一日分爲四時第四十四

黄帝曰：夫百病之所始生者，必起於燥濕寒暑風雨、陰陽喜怒、飲食居處。氣合而有形，得藏而有名，余知其然也。夫百病者，多以旦慧、晝安、夕加、夜甚，何也？岐伯曰：四時之氣使然。

黄帝曰：願聞四時之氣。岐伯曰：春生、夏長、秋收、冬藏，是氣之常也，人亦應之。以一日分爲四時，朝則爲春，日中爲夏，日入爲秋，夜半爲冬。朝則人氣始生，病氣衰，故旦慧；日中人氣長，長則勝邪，故安；夕則人氣始衰，邪氣始生，故加；夜半人氣入藏，邪氣獨居於身，故甚也。

黄帝曰：其時有反者何也？岐伯曰：是不應四時之氣，藏獨主其病者，是必以藏氣之所不勝時者甚，以其所勝時者起也。

黄帝曰：治之奈何？岐伯曰：順天之時，而病可與期。順者爲工，逆者爲麤。

黄帝曰：善。余聞刺有五變，以主五輸，願聞其數。岐伯曰：人有五藏，五藏有五變，五變有五輸，故五五二十五輸，以應五時。

黄帝曰：願聞五變。岐伯曰：肝爲牡藏，其色青，其時春，其音角，其味痠，其日甲乙；心爲牡藏，其色赤，其時夏，其日丙丁，其音徵，其味苦；脾爲牝藏，其色黄，其時長夏，其日戊己，其音宫，其味甘；肺爲牝藏，其色白，其音商，其時秋，其日庚辛，其味辛；腎爲牝藏，其色黑，其時冬，其日壬癸，其音羽，其味鹹。是爲五變。

黄帝曰：以主五輸奈何？岐伯曰：藏主冬，冬刺井；色主春，春刺滎；時主夏，夏刺輸；音主長夏，長夏刺經；味主秋，秋刺合。是謂五變以主五輸。

黄帝曰：諸原安合以致六輸？岐伯曰：原獨不應五時，以經合之，以應其數，故六六三十六輸。

黄帝曰：何謂藏主冬，時主夏，音主長夏，味主秋，色主春？願聞其故。岐伯曰：病在藏者，取之井；病變於色者，取之滎；病時間時甚者，取之輸；病變於音者，取之經；經滿而血者，病在胃及以飲食不節得病者，取之於合，故命曰味主合。是謂五變也。

外揣第四十五

黄帝曰：余聞九鍼九篇，余親授其調，頗得其意。夫九鍼者，始於一而終於九，然未得其要道也。夫九鍼者，小之則無内，大之則無外，深不可爲下，高不可爲蓋，恍惚無窮，流溢無極，余知其合於天道人事四時之變也，然余願雜之毫毛，渾束爲一，可乎？岐伯曰：明乎哉問也，非獨鍼道焉，夫治國亦然。

黄帝曰：余願聞鍼道，非國事也。岐伯曰：夫治國者，夫惟道焉。非道，何可小大深淺雜合爲一乎？

黄帝曰：願卒聞之。岐伯曰：日與月焉，水與鏡焉，鼓與響焉。夫日月之明，不失其影；水鏡之察，不失其形；鼓響之應，不後其聲。動搖則應和，盡得其情。

黄帝曰：窘乎哉！昭昭之明不可蔽。其不可蔽，不失陰陽也。合而察之，切而驗之，見而得之，若清水明鏡之不失其形也。五音不彰，五色不明，五藏波蕩，若是則内外相襲，若鼓之應桴，響之應聲，影之似形。故遠者司外揣内，近者司内揣外，是謂陰陽之極，天地之蓋，請藏之靈蘭之室，弗敢使泄也。

五變第四十六

黃帝問於少俞曰：余聞百疾之始期也，必生於風雨寒暑，循毫毛而入腠理，或復還，或留止，或爲風腫汗出，或爲消癉，或爲寒熱，或爲留痹，或爲積聚，奇邪淫溢，不可勝數，願聞其故。夫同時得病，或病此，或病彼，意者天之爲人生風乎，何其異也？少俞曰：夫天之生風者，非以私百姓也，其行公平正直，犯者得之，避者得無殆，非求人而人自犯之。

黃帝曰：一時遇風，同時得病，其病各異，願聞其故。少俞曰：善乎哉問！請論以比匠人。匠人磨斧斤礪刀，削斲材木。木之陰陽，尚有堅脆，堅者不入，脆者皮弛，至其交節，而缺斤斧焉。夫一木之中，堅脆不同，堅者則剛，脆者易傷，况其材本之不同，皮之厚薄，汁之多少，而各異耶。夫木之蚤花先生葉者，遇春霜烈風，則花落而葉萎；久曝大旱，則脆木薄皮者，枝條汁少而葉萎；久陰淫雨，則薄皮多汁者，皮潰而漉；卒風暴起，則剛脆之木，枝折杌傷；秋霜疾風，則剛脆之木，根搖而葉落。凡此五者，各有所傷，况於人乎！

黃帝曰：以人應木奈何？少俞荅曰：木之所傷也，皆傷其枝，枝之剛脆而堅，未成傷也。人之有常病也，亦因其骨節、皮膚、腠理之不堅固者，邪之所舍也，故常爲病也。

黃帝曰：人之善病風厥漉汗者，何以候之？少俞荅曰：肉不堅，腠理踈，則善病風。黃帝曰：何以候肉之不堅也？少俞荅曰：䐃肉不堅而無分理，理者麤理，麤理而皮不緻者，腠理踈。此言其渾然者。

黄帝曰：人之善病消癉者，何以候之？少俞荅曰：五藏皆柔弱者，善病消癉。黄帝曰：何以知五藏之柔弱也？少俞荅曰：夫柔弱者，必有剛強，剛強多怒，柔者易傷也。黄帝曰：何以候柔弱之與剛強？少俞荅曰：此人薄皮膚，而目堅固以深者，長衝直揚，其心剛，剛則多怒，怒則氣上逆，胷中畜積，血氣逆留，臗皮充肌，血脈不行，轉而爲熱，熱則消肌膚，故爲消癉，此言其人暴剛而肌肉弱者也。

黄帝曰：人之善病寒熱者，何以候之？少俞荅曰：小骨弱肉者，善病寒熱。黄帝曰：何以候骨之小大、肉之堅脆、色之不一也？少俞荅曰：顴骨者，骨之本也。顴大則骨大，顴小則骨小。皮膚薄而其肉無䐃，其臂懦懦然，其地色殆然，不與其天同色，汚然獨異，此其候也。然後臂薄者，其髓不滿，故善病寒熱也。

黄帝曰：何以候人之善病痺者？少俞荅曰：麤理而肉不堅者，善病痺。黄帝曰：痺之高下有處乎？少俞荅曰：欲知其高下者，各視其部。

黄帝曰：人之善病腸中積聚者，何以候之？少俞荅曰：皮膚薄而不澤，肉不堅而淖澤，如此則腸胃惡，惡則邪氣留止，積聚迺傷。脾胃之間，寒溫不次，邪氣稍至，稸積留止，大聚迺起。

黄帝曰：余聞病形，已知之矣，願聞其時。少俞荅曰：先立其年，以知其時。時高則起，時下則殆，雖不陷下，當年有衝通，其病必起。是謂因形而生病，五變之紀也。

臗音寛　杌音兀　漉音鹿　懦音儒

本藏第四十七

黄帝問於岐伯曰：人之血氣精神者，所以奉生而周於性命者也；經脈者，所以行血氣而營陰陽，濡筋骨，利關節者也；衛氣者，所以溫分肉，充皮膚，肥腠理，司關闔者也；志意者，所以御精神，收魂魄，適寒溫，和喜怒者也。是故血和則經脈流行，營復陰陽，筋骨勁強，關節清利矣；衛氣和則分肉解利，皮膚調柔，腠理緻密矣；志意和則精神專直，魂魄不散，悔怒不起，五藏不受邪矣；寒溫和則六府化谷，風痺不作，經脈通利，肢節得安矣。此人之常平也。五藏者，所以藏精神、血氣、魂魄者也；六府者，所以化水谷而行津液者也。此人之所以具受於天也，無愚智賢不肖，無以相倚也。然有其獨盡天壽，而無邪僻之病，百年不衰，雖犯風雨卒寒大暑，猶有弗能害也；有其不離屏蔽室內，無怵惕之恐，然猶不免於病，何也？願聞其故。岐伯對曰：窘乎哉問也！五藏者，所以參天地，副陰陽，而連四時，化五節者也。五藏者，固有小大、高下、堅脆、端正偏傾者，六府亦有小大、長短、厚薄、結直、緩急。凡此二十五者，各不同，或善或惡，或吉或凶，請言其方。

心小則安，邪弗能傷，易傷以憂；心大則憂，不能傷，易傷於邪。心高則滿於肺中，悗而善忘，難開以言；心下則藏外，易傷於寒，易恐以言。心堅則藏安守固，心脆則善病消癉熱中。心端正則和利難傷，心偏傾則操持不一，無守司也。

肺小則少飲，不病喘喝；肺大則多飲，善病胷痺、喉痺、逆氣。肺高則上氣，肩息欬；肺下則居賁迫肺，善脇下痛。肺堅則不病欬上氣，肺脆則苦病消癉易傷。肺端正則和利難傷，肺偏傾則胷偏痛也。

肝小則藏安，無脇下之病；肝大則逼胃迫咽，迫咽則苦膈中，且脇下痛。肝高則上支賁切脇悗，爲息賁；肝下則逼胃，脇下空，脇下空則易受邪。肝堅則藏安難傷，肝脆則善病消癉易傷。肝端正則和利難傷，肝偏傾則脇下痛也。

脾小則藏安，難傷於邪也；脾大則苦湊䏚而痛，不能疾行。脾高則䏚引季脇而痛；脾下則下加於大腸，下加於大腸則藏苦受邪。脾堅則藏安難傷，脾脆則善病消癉易傷。脾端正則和利難傷，脾偏傾則善滿善脹也。

腎小則藏安難傷；腎大則善病腰痛，不可以俛仰，易傷以邪。腎高則苦背膂痛，不可以俛仰；腎下則腰尻痛，不可以俛仰，爲狐疝。腎堅則不病腰背痛，腎脆則善病消癉易傷。腎端正則和利難傷，腎偏傾則苦腰尻痛也。

凡此二十五變者，人之所苦常病。

黄帝曰：何以知其然也？岐伯曰：赤色小理者心小，麤理者心大。無髑骬者心高，髑骬小短舉者心下。髑骬長者心下堅，髑骬弱小以薄者心脆。髑骬直下不舉者心端正，髑骬倚一方者心偏傾也。

白色小理者肺小，麤理者肺大。巨肩反膺陷喉者肺高，合腋張脇者肺下。好肩背厚者肺堅，肩背薄者肺脆。背膺厚者肺端正，脇偏疎者肺偏傾也。

青色小理者肝小，麤理者肝大。廣胷反骹者肝高，合脇兔骹者肝下。胷脇好者肝堅，脇骨弱者肝脆。膺腹好相得者肝端正，脇骨偏舉者肝偏傾也。

黄色小理者脾小，麤理者脾大。揭脣者脾高，脣下縱者脾下。脣堅者脾堅，脣大而不堅者脾脆。脣上下好者脾端正，脣偏舉者脾偏傾也。

黑色小理者腎小，麤理者腎大。高耳者腎高，耳後陷者腎下。耳堅者腎堅，耳薄不堅者腎脆。耳好前居牙車者腎端正，耳偏高者腎偏傾也。凡此諸變者，持則安，減則病也。

帝曰：善。然非余之所問也。願聞人之有不可病者，至盡天壽，雖有深憂大恐，怵惕之志，猶不能減也，甚寒大熱，不能傷也；其有不離屏蔽室内，又無怵惕之恐，然不免於病者，何也？願聞其故。岐伯曰：五藏六府，邪之舍也，請言其故。五藏皆小者，少病，苦燋心，大愁憂；五藏皆大者，緩於事，難使以憂。五藏皆高者，好高舉措；五藏皆下者，好出人下。五藏皆堅者，無病；五藏皆脆者，不離於病。五藏皆端正者，和利得人心；五藏皆偏傾者，邪心而善盜，不可以爲人平，反復言語也。

黄帝曰：願聞六府之應。岐伯荅曰：肺合大腸，大腸者，皮其應；心合小腸，小腸者，脈其應；肝合膽，膽者，筋其應；脾合胃，胃者，肉其應；腎合三焦、膀胱，三焦、膀胱者，腠理、毫毛其應。

黄帝曰：應之奈何？岐伯曰：肺應皮。皮厚者，大腸厚；皮薄者，大腸薄。皮緩，腹裏大者，大腸大而長；皮急者，大腸急而短。皮滑者，大腸直；皮肉不相離者，大腸結。

心應脈。皮厚者脈厚，脈厚者小腸厚；皮薄者脈薄，脈薄者小腸薄。皮緩者脈緩，脈緩者小腸大而長；

皮薄而脈衝小者，小腸小而短；諸陽經脈皆多紆屈者，小腸結。

脾應肉。肉䐃堅大者胃厚，肉䐃麼者胃薄。肉䐃小而麼者胃不堅；肉䐃不稱身者胃下，胃下者，下管約不利。肉䐃不堅者胃緩，肉䐃無小裹累者胃急。肉䐃多少裹累者胃結，胃結者，上管約不利也。

肝應爪。爪厚色黃者膽厚，爪薄色紅者膽薄。爪堅色青者膽急，爪濡色赤者膽緩。爪直色白無約者膽直，爪惡色黑多紋者，膽結也。

腎應骨。密理厚皮者，三焦、膀胱厚；麤理薄皮者，三焦、膀胱薄。疎腠理者，三焦、膀胱緩；皮急而無毫毛者，三焦、膀胱急。毫毛美而麤者，三焦、膀胱直；稀毫毛者，三焦、膀胱結也。

黃帝曰：厚薄美惡皆有形，願聞其所病。岐伯荅曰：視其外應，以知其內藏，則知所病矣。

尻（枯高切） 骹（音敲） 𩩲（音結） 骬（音于）

禁服第四十八

雷公問於黄帝曰：細子得受業，通於《九鍼》六十篇，旦暮勤服之，近者編絶，夂者簡垢，然尚諷誦弗置，未盡解於意矣。《外揣》言渾束爲一，未知所謂也。夫大則無外，小則無内，大小無極，高下無度，束之奈何？士之才力，或有厚薄，智慮褊淺，不能慱大深奥，自強於學若細子。細子恐其散於後世，絶於子孫，敢問約之奈何？黄帝曰：善乎哉問也！此先師之所禁，坐私傳之也，割臂歃血之盟也。子若欲得之，何不齋乎？

雷公再拜而起曰：請聞命於是也。迺齋宿三日而請曰：敢問今日正陽，細子願以受盟。黄帝迺與俱入齋室，割臂歃血。黄帝親祝曰：今日正陽，歃血傳方，有敢背此言者，反受其殃。雷公再拜曰：細子受之。黄帝迺左握其手，右授之書，曰：愼之愼之！吾爲子言之。

凡刺之理，經脈爲始，營其所行，知其度量；内刺五藏，外刺六府，審察衛氣，爲百病母；調其虚實，虚實迺止，瀉其血絡，血盡不殆矣。

雷公曰：此皆細子之所以通，未知其所約也。黄帝曰：夫約方者，猶約囊也，囊滿而弗約，則輸泄；方成弗約，則神與弗俱。

雷公曰：願爲下材者，勿滿而約之。黃帝曰：未滿而知約之以爲工，不可以爲天下師。

雷公曰：願聞爲工。黃帝曰：寸口主中，人迎主外，兩者相應，俱往俱來，若引繩大小齊等。春夏人迎微大，秋冬寸口微大，如是者，名曰平人。

人迎大一倍於寸口，病在足少陽，一倍而躁，在手少陽；人迎二倍，病在足太陽，二倍而躁，病在手太陽；人迎三倍，病在足陽明，三倍而躁，病在手陽明。盛則爲熱，虛則爲寒，緊則爲痛痺，代則乍甚乍間。盛則瀉之，虛則補之，緊痛則取之分肉，代則取血絡且飲藥，陷下則灸之，不盛不虛，以經取之，名曰經刺。人迎四倍者，且大且數，名曰溢陽，溢陽爲外格，死不治。必審按其本末，察其寒熱，以驗其藏府之病。

寸口大於人迎一倍，病在足厥陰，一倍而躁，在手心主；寸口二倍，病在足少陰，二倍而躁，在手少陰；寸口三倍，病在足太陰，三倍而躁，在手太陰。盛則脹滿、寒中、食不化，虛則熱中、出糜、少氣、溺色變；緊則痛痺；代則乍痛乍止。盛則瀉之，虛則補之，緊則先刺而後灸之，代則取血絡而後調之，陷下則徒灸之。陷下者，脈血結於中，中有著血，血寒，故宜灸之，不盛不虛，以經取之。寸口四倍者，名曰内關，内關者，且大且數，死不治。必審察其本末之寒溫，以驗其藏府之病。

通其營輸，迺可傳於《大數》。《大數》曰：盛則徒瀉之，虛則徒補之，緊則灸刺且飲藥，陷下則徒灸之，不盛不虛，以經取之。所謂經治者，飲藥，亦曰灸刺。脈急則引，脈大以弱，則欲安靜，用力無勞也。歃楚洽切

五色第四十九

雷公問於黄帝曰：五色獨決於明堂乎？小子未知其所謂也。黄帝曰：明堂者，鼻也；闕者，眉間也；庭者，顔也；蕃者，頰側也；蔽者，耳門也，其間欲方大，去之十步，皆見於外，如是者，壽必中百歲。

雷公曰：五官之辨奈何？黄帝曰：明堂骨高以起，平以直，五藏次於中央，六府挾其兩側，首面上於闕庭，王宫在於下極，五藏安於胷中，真色以致，病色不見，明堂潤澤以清，五官惡得無辨乎？雷公曰：其不辨者，可得聞乎？黄帝曰：五色之見也，各出其色部。部骨陷者，必不免於病矣。其色部乘襲者，雖病甚，不死矣。

雷公曰：官五色奈何？黄帝曰：青黑爲痛，黄赤爲熱，白爲寒，是謂五官。

雷公曰：病之益甚，與其方衰，如何？黄帝曰：外内皆在焉。切其脈口滑小緊以沈者，病益甚，在中；人迎氣大緊以浮者，其病益甚，在外。其脈口浮滑者，病日進；人迎沈而滑者，病日損。其脈口滑以沈者，病日進，在内；其人迎脈滑盛以浮者，其病日進，在外。脈之浮沈及人迎與寸口氣小大等者，病難已。病之在藏，沈而大者，易已，小爲逆；病在府，浮而大者，其病易已。人迎盛堅者，傷於寒；氣口盛堅者，傷於食。

雷公曰：以色言病之間甚奈何？黄帝曰：其色麤以明，沈大者爲甚；其色上行者，病益甚；其色下行如雲徹散者，病方以。五色各有藏部，有外部，有内部也。色從外部走内部者，其病從外走内；其色從内走外者，其病從内走外。病生於内者，先治其陰，後治其陽，反者益甚；其病生於陽者，先治其外，後治其内，反者益甚。其脈滑大以代而長者，病從外來，目有所見，志有所惡，此陽氣之並也，可變而已。

雷公曰：小子聞風者，百病之始也，厥逆者，寒濕之起也。別之奈何？黄帝曰：常候闕中，薄澤爲風，衝濁爲痺，在地爲厥，此其常也。各以其色言其病。

雷公曰：人不病卒死，何以知之？黄帝曰：大氣入於藏府者，不病而卒死矣。雷公曰：病小愈而卒死者，何以知之？黄帝曰：赤色出兩顴，大如母指者，病雖小愈，必卒死。黑色出於庭，大如母指，必不病而卒死。

雷公再拜曰：善哉！其死有期乎？黄帝曰：察色以言其時。雷公曰：善乎！願卒聞之。黄帝曰：庭者，首面也；闕上者，咽喉也；闕中者，肺也；下極者，心也；直下者，肝也；肝左者，膽也；下者，脾也；方上者，胃也；中央者，大腸也；挾大腸者，腎也；當腎者，臍也；面王以上者，小腸也；面王以下者，膀胱、子處也；顴者，肩也；顴後者，臂也；臂下者，手也；目内眥上者，膺乳也；挾繩而上者，背也；循牙車以下者，股也；中央者，膝也；膝以下者，脛也；當脛以下者，足也；巨分者，股裏也；巨屈者，膝臏也。此五藏六府肢節之部也，各有部分。有部分，用陰和陽，用陽和陰，當朙部分，萬舉萬當。能別左右，是謂大道；男女異位，故曰陰陽。審察澤夭，謂之良工。

沈濁爲内，浮澤爲外；黄赤爲風，青黑爲痛，白爲寒，黄而膏潤爲膿，赤甚者爲血；痛甚爲攣，寒甚爲皮不仁。五色各見其部。察其浮沈，以知淺深；察其澤夭，以觀成敗；察其散摶，以知遠近；視色上下，以知病處；積神於心，以知往今。故相氣不微，不知是非，屬意勿去，迺知新故。色明不麤，沈大爲甚，不明不澤，其病不甚。其色散，駒駒然未有聚，其病散而氣痛，聚未成也。

腎乘心，心先病，腎爲應，色皆如是。男子色在於面王，爲小腹痛，下爲卵痛，其圜直爲莖痛，高爲本，下爲首，狐疝、㿉陰之屬也。女子在於面王，爲膀胱、子處之病。散爲痛，摶爲聚，方員左右，各如其色形。其隨而下至胝爲淫，有潤如膏狀，爲暴食不潔。左爲左，右爲右，其色有邪，聚散而不端，面色所指者也。

色者，青黑赤白黄，皆端滿有別鄉。別鄉赤者，其色亦大如榆莢，在面王爲不日。其色上鋭，首空上嚮，下鋭下嚮，在左右如灋。以五色命藏，青爲肝，赤爲心，白爲肺，黄爲脾，黑爲腎。肝合筋，心合脈，肺合脾，脾合肉，腎合骨也。

論勇第五十

黄帝問於少俞曰：有人於此，並行並立，其年之長少等也，衣之厚薄均也，卒然遇烈風暴雨，或病或不病，或皆病，或皆不病，其故何也？少俞曰：帝問何急？黄帝曰：願盡聞之。少俞曰：春青風，夏陽風，秋涼風，冬寒風。凡此四時之風者，其所病各不同形。

黄帝曰：四時之風，病人如何？少俞曰：黄色薄皮弱肉者，不勝春之虚風；白色薄皮弱肉者，不勝夏之虚風；青色薄皮弱肉，不勝秋之虚風；赤色薄皮弱肉，不勝冬之虚風也。

黄帝曰：黑色不病乎？少俞曰：黑色而皮厚肉堅，固不傷於四時之風。其皮薄而肉不堅，色不一者，長夏至而有虚風者，病矣；其皮厚而肌肉堅者，長夏至而有虚風，不病矣。其皮厚而肌肉堅者，必重感於寒，外内皆然，迺病。黄帝曰：善。

黄帝曰：夫人之忍痛與不忍痛者，非勇怯之分也。夫勇士之不忍痛者，見難則前，見痛則止；夫怯士之忍痛者，聞難則恐，遇痛不動。夫勇士之忍痛者，見難不恐，遇痛不動；夫怯士之不忍痛者，見難與痛，目轉面盻，恐不能言，失氣驚，顔色變化，乍死乍生。余見其然也，不知其何由，願聞其故。少俞曰：夫忍痛與不忍痛者，皮膚之薄厚、肌肉之堅脆緩急之分也，非勇怯之謂也。

黃帝曰：願聞勇怯之所由然。少俞曰：勇士者，目深以固，長衡直揚，三焦理横，其心端直，其肝大以堅，其膽滿以傍，怒則氣盛而胷張，肝舉而膽横，眥裂而目揚，毛起而面蒼，此勇士之由然者也。

黃帝曰：願聞怯士之所由然。少俞曰：怯士者，目大而不減，陰陽相失，其焦理縱，䯏骬短而小，肝系緩，其膽不滿而縱，腸胃挺，脇下空，雖方大怒，氣不能滿其胷，肝肺雖舉，氣衰復下，故不能夂怒，此怯士之所由然者也。

黃帝曰；怯士之得酒，怒不避勇士者，何藏使然？少俞曰：酒者，水谷之精，熟谷之液也。其氣慓悍，其入於胃中，則胃脹，氣上逆，滿於胷中，肝浮膽横。當是之時，固比於勇士，氣衰則悔。與勇士同類，不知避之，名曰酒悖也。

胃挺下古便切

背腧第五十一

黄帝問於岐伯曰：願聞五藏之腧出於背者。岐伯曰：胷中大腧在杼骨之端，肺腧在三焦之間，心腧在五焦之間，膈腧在七焦之間，肝腧在九焦之間，脾腧在十一焦之間，腎腧在十四焦之間。皆挾脊相去三寸所，則欲得而驗之，按其處，應在中而痛解，迺其腧也。灸之則可，刺之則不可。氣盛則瀉之，虚則補之。以火補者，毋吹其火，須自滅也；以火瀉者，疾吹其火，傳其艾，須其火滅也。

衛氣第五十二

黄帝曰：五藏者，所以藏精神魂魄者也；六府者，所以受水谷而行化物者也。其氣内於五藏，而外絡肢節。其浮氣之不循經者，爲衛氣；其精氣之行於經者，爲營氣。陰陽相隨，外内相貫，如環之無端，亭亭淳淳乎，孰能窮之？然其分别陰陽，皆有標本虚實所離之處。能别陰陽十二經者，知病之所生；候虚實之所在者，能得病之高下；知六府之氣街者，能知解結契紹於門戶；能知虚石之堅軟者，知補瀉之所在；能知六經標本者，可以無惑於天下。

岐伯曰：愽哉，聖帝之論！臣請盡意悉言之。足太陽之本，在跟以上五寸中，標在兩絡命門。命門者，目也。足少陽之本，在竅陰之間，標在窻籠之前。窻籠者，耳也。足少陰之本，在内踝下上三寸中，標在背腧與舌下兩脈也。足厥陰之本，在行間上五寸所，標在背腧也。足陽明之本，在厲兑，標在人迎頰挾頏顙也。足太陰之本，在中封前上四寸之中，標在背腧與舌本也。

手太陽之本，在外踝之後，標在命門之上一寸也。手少陽之本，在小指次指之間上二寸，標在耳後上角下外眥也。手陽明之本，在肘骨中，上至别陽，標在顔下合鉗上也。手太陰之本，在寸口之中，標在腋内動也。手少陰之本，在鋭骨之端，標在背腧也。手心主之本，在掌後兩筋之間二寸中，標在腋下下三寸也。

凡候此者，下虛則厥，下盛則熱；上虛則眩，上盛則熱痛。故石者絶而止之，虛者引而起之。

請言氣街：胷氣有街，腹氣有街，頭氣有街，脛氣有街。故氣在頭者，止之於腦；氣在胷者，止之膺與背腧；氣在腹者，止之背腧，與衝脈於臍左右之動脈者；氣在脛者，止之於氣街，與承山踝上以下。取此者用毫鍼，必先按而在久應於手，迺刺而予之。所治者，頭痛眩仆，腹痛中滿暴脹，及有新積。痛可移者，易已也；積不痛，難已也。

鉗音鈐

論痛第五十三

黄帝問於少俞曰：筋骨之強弱，肌肉之堅脆，皮膚之厚薄，腠理之疎密，各不同，其於鍼石火焫之痛何如？腸胃之厚薄堅脆亦不等，其於毒藥何如？願盡聞之。少俞曰：人之骨強、筋弱、肉緩、皮膚厚者耐痛，其於鍼石之痛、火焫亦然。黄帝曰：其耐火焫者，何以知之？少俞荅曰：加以黑色而美骨者，耐火焫。黄帝曰：其不耐鍼石之痛者，何以知之？少俞曰：堅肉薄皮者，不耐鍼石之痛，於火焫亦然。

黄帝曰：人之病，或同時而傷，或易已，或難已，其故何如？少俞曰：同時而傷，其身多熱者易已，多寒者難已。黄帝曰：人之勝毒，何以知之？少俞曰：胃厚、色黑、大骨及肥者，皆勝毒，故其瘦而薄胃者，皆不勝毒也。

天年第五十四

黄帝問於岐伯曰：願聞人之始生，何氣築爲基？何立而爲楯？何失而死？何得而生？岐伯曰：以母爲基，以父爲楯，失神者死，得神者生也。黄帝曰：何者爲神？岐伯曰：血氣已和，榮衛已通，五藏已成，神氣舍心，魂魄畢具，迺成爲人。

黄帝曰：人之壽夭各不同，或夭壽，或卒死，或病久，願聞其道。岐伯曰：五藏堅固，血脈和調，肌肉解利，皮膚緻密，營衛之行不失其常，呼吸微徐，氣以度行，六府化谷，津液布揚，各如其常，故能長久。

黄帝曰：人之壽百歲而死，何以致之？岐伯曰：使道隧以長，基牆高以方，通調營衛，三部三里起，骨高肉滿，百歲迺得終。

黄帝曰：其氣之盛衰，以至其死，可得聞乎？岐伯曰：人生十歲，五藏始定，血氣已通，其氣在下，故好走。二十歲，血氣始盛，肌肉方長，故好趨。三十歲，五藏大定，肌肉堅固，血脈盛滿，故好步。四十歲，五藏六府十二經脈，皆大盛以平定，腠理始疏，榮華頽落，發頗斑白，平盛不搖，故好坐。五十歲，肝氣始衰，肝葉始薄，膽汁始減，目始不明。六十歲，心氣始衰，苦憂悲，血氣懈惰，故好臥。七十歲，脾氣虚，皮膚枯。八十歲，肺氣衰，魄離，故言善悮。九十歲，腎氣焦，四藏經脈空虚。百歲，五藏皆虚，神氣皆去，形骸獨居而終矣。

黃帝曰：其不能終壽而死者，何如？岐伯曰：其五藏皆不堅，使道不長，空外以張，喘息暴疾，又卑基牆薄，脈少血，其肉不石，數中風寒，血氣虛，脈不通，眞邪相攻，亂而相引，故中壽而盡也。

逆順第五十五

黃帝問於伯高曰：余聞氣有逆順，脈有盛衰，刺有大約，可得聞乎？伯高曰：氣之逆順者，所以應天地、陰陽、四時、五行也。脈之盛衰者，所以候血氣之虛實有余不足。刺之大約者，必明知病之可刺，與其未可刺，與其已不可刺也。

黃帝曰：候之奈何？伯高曰：《兵瀍》曰：無迎逢逢之氣，無擊堂堂之陣。《刺瀍》曰：無刺熇熇之熱，無刺漉漉之汗，無刺渾渾之脈，無刺病與脈相逆者。

黃帝曰：候其可刺奈何？伯高曰：上工刺其未生者也，其次刺其未盛者也，其次刺其已衰者也；下工刺其方襲者也，與其形之盛者也，與其病之與脈相逆者也。故曰：方其盛也，勿敢毀傷，刺其已衰，事必大昌。故曰：上工治未病，不治已病。此之謂也。

逢蒲蒙切 熇呼木切

五味第五十六

黄帝曰：願聞谷氣有五味；其入五藏，分別奈何？伯高曰：胃者，五藏六府之海也，水谷皆入於胃，五藏六府皆稟氣於胃。五味各走其所喜，谷味痠，先走肝；谷味苦，先走心；谷味甘，先走脾；谷味辛，先走肺；谷味鹹，先走腎。谷氣津液已行，營衛大通，迺化糟粕，以次傳下。

黄帝曰：營衛之行奈何？伯高曰：谷始入於胃，其精微者，先出於胃之兩焦，以漑五藏，別出兩行，營衛之道。其大氣之摶而不行者，積於胷中，命曰氣海。出於肺，循喉咽，故呼則出，吸則入。天地之精氣，其大數常出三入一，故谷不入，半日則氣衰，一日則氣少矣。

黄帝曰：谷之五味，可得聞乎？伯高曰：請盡言之。五谷：秔米甘，麻痠，大豆鹹，麥苦，黄黍辛。五果：棗甘，李痠，栗鹹，杏苦，桃辛。五畜：牛甘，犬痠，猪鹹，羊苦，雞辛。五菜：葵甘，韭痠，藿鹹，薤苦，葱辛。

五色：黄色宜甘，青色宜痠，黑色宜鹹，赤色宜苦，白色宜辛。凡此五者，各有所宜。五宜：所言五色者，脾病者，宜食秔米飯、牛肉、棗、葵；心病者，宜食麥、羊肉、杏、薤；腎病者，宜食大豆黄卷、猪肉、栗、藿；肝病者，宜食麻、犬肉、李、韭；肺病者，宜食黄黍、雞肉、桃、葱。

五禁：肝病禁辛，心病禁鹹，脾病禁痠，腎病禁甘，肺病禁苦。

肝色青，宜食甘，秔米飯、牛肉、棗、葵皆甘；心色赤，宜食痠，犬肉、麻、李、韭皆痠；脾色黃，宜食鹹，大豆、猪肉、栗、藿皆鹹；肺色白，宜食苦，麥、羊肉、杏、薤皆苦；腎色黑，宜食辛，黃黍、雞肉、桃、葱皆辛。

水脹第五十七

黄帝問於岐伯曰：水與膚脹、鼓脹、腸覃、石瘕、石水，何以別之？岐伯荅曰：水始起也，目窠上微腫，如新臥起之狀，其頸脈動，時欬，陰股間寒，足脛瘇，腹廼大，其水已成矣。以手按其腹，隨手而起，如裹水之狀，此其候也。

黄帝曰：膚脹何以候之？岐伯曰：膚脹者，寒氣客於皮膚之間，鼕鼕然不堅，腹大，身盡腫，皮厚，按其腹，窅而不起，腹色不變。此其候也。

鼓脹何如？岐伯曰：腹脹身皆大，大與膚脹等也，色蒼黄，腹筋起。此其候也。

腸覃何如？岐伯曰：寒氣客於腸外，與衛氣相搏，氣不得榮，因有所繫，癖而内著，惡氣廼起，瘜肉廼生。其始生也，大如雞卵，稍以益大，至其成，如懷子之狀，乆者離歲，按之則堅，推之則移，月事以時下，此其候也。

石瘕何如？岐伯曰：石瘕生於胞中，寒氣客於子門，子門閉塞，氣不得通，惡血當瀉不瀉，衃以留止，日以益大，狀如懷子，月事不以時下。皆生於女子。可導而下。

黄帝曰：膚脹、鼓脹可刺邪？岐伯曰：先瀉其脹之血絡，後調其經，刺去其血絡也。

賊風第五十八

黃帝曰：夫子言賊風邪氣之傷人也，令人病焉，今有其不離屏蔽，不出室穴之中，卒然病者，非不離賊風邪氣，其故何也？岐伯曰：此皆嘗有所傷於濕氣，藏於血脈之中，分肉之間，久留而不去；若有所墮墜，惡血在内而不去；卒然喜怒不節，飲食不適，寒温不時，腠理閉而不通；其開而遇風寒，則血氣凝結，與故邪相襲，則爲寒痹；其有熱則汗出，汗出則受風，雖不遇賊風邪氣，必有因加而發焉。

黃帝曰：今夫子之所言者，皆病人之所自知也。其毋所遇邪氣，又毋怵惕之所志，卒然而病者，其故何也？唯有因鬼神之事乎？岐伯曰：此亦有故邪留而未發，因而志有所惡，及有所慕，血氣内亂，兩氣相搏。其所從來者微，視之不見，聽而不聞，故似鬼神。

黃帝曰：其祝而已者，其故何也？岐伯曰：先巫者，因知百病之勝，先知其病之所從生者，可祝而已也。

衛氣失常第五十九

黃帝曰：衛氣之留於腹中，搐積不行，苑蘊不得常所，使人肢脇胃中滿，喘呼逆息者，何以去之？伯高曰：其氣積於胷中者，上取之；積於腹中者，下取之；上下皆滿者，傍取之。

黃帝曰：取之奈何？伯高對曰：積於上，瀉人迎、天突、喉中；積於下者，瀉三里與氣街；上下皆滿者，上下取之，與季脇之下一寸（一本云季脇之下深一寸）；重者，雞足取之。診視其脈大而弦急，及絶不至者，及腹皮急甚者，不可刺也。黃帝曰：善。

黃帝問於伯高曰：何以知皮肉、氣血、筋骨之病也？伯高曰：色起兩眉薄澤者，病在皮；脣色青黃赤白黑者，病在肌肉；營氣濡然者，病在血氣；目色青黃赤白黑者，病在筋；耳焦枯受塵垢，病在骨。

黃帝曰：病形何如，取之奈何？伯高曰：夫百病變化，不可勝數，然皮有部，肉有柱，血氣有輸，骨有屬。

黃帝曰：願聞其故。伯高曰：皮之部，輸於四末；肉之柱，在臂脛諸陽分肉之間，與足少陰分間；血氣之輸，輸於諸絡，氣血留居，則盛而起；筋部無陰無陽，無左無右，候病所在；骨之屬者，骨空之所以受益而益腦髓者也。

黃帝曰：取之奈何？伯高曰：夫病變化，浮沈深淺，不可勝窮，各在其處，病間者淺之，甚者深之，間者小之，甚者衆之，隨變而調氣，故曰上工。

黃帝問於伯高曰：人之肥瘦、大小、寒溫，有老、壯、少、小，別之奈何？伯高對曰：人年五十已上爲老，二十已上爲壯，十八已上爲少，六歲已上爲小。

黃帝曰：何以度知其肥瘦？伯高曰：人有肥、有膏、有肉。黃帝曰：別此奈何？伯高曰：膕肉堅（一本云膕內），皮滿者，肥；膕肉不堅，皮緩者，膏；皮肉不相離者，肉。

黃帝曰：身之寒溫何如？伯高曰：膏者，其肉淖，而麤理者身寒，細理者身熱。脂者，其肉堅，細理者熱，麤理者寒。

黃帝曰：其肥瘦大小奈何？伯高曰：膏者，多氣而皮縱緩，故能縱腹垂腴；肉者，身體容大；脂者，其身收小。

黃帝曰：三者之氣血多少何如？伯高曰：膏者，多氣，多氣者熱，熱者耐寒；肉者，多血則充形，充形則平；脂者，其血清，氣滑少，故不能大。此別於衆人者也。

黃帝曰：衆人奈何？伯高曰：衆人皮肉脂膏不能相加也，血與氣不能相多，故其形不小不大，各自稱其身，命曰衆人。

黃帝曰：善。治之奈何？伯高曰：必先別其三形，血之多少，氣之清濁，而後調之，治無失常經。是故膏人，縱腹垂腴；肉人者，上下容大；脂人者，雖脂不能大者。

玉版第六十

黄帝曰：余以小鍼爲細物也，夫子迺言上合之於天，下合之於地，中合之於人，余以爲過鍼之意矣，願聞其故。岐伯曰：何物大於天乎？夫大於鍼者，惟五兵者焉。五兵者，死之備也，非生之具。且夫人者，天地之鎮也，其不可不參乎？夫治民者，亦唯鍼焉。夫鍼之與五兵，其孰小乎？

黄帝曰：病之生時，有喜怒不測，飲食不節，陰氣不足，陽氣有余，營氣不行，迺發爲癰疽。陰陽不通，兩熱相搏，迺化爲膿，小鍼能取之乎？岐伯曰：聖人不能使化者爲之，邪不可留也。故兩軍相當，旗幟相望，白刃陳於中野者，此非一日之謀也。能使其民令行，禁止士卒無白刃之難者，非一日之教也，須臾之得也。夫至使身被癰疽之病，膿血之聚者，不亦離道遠乎。夫癰疽之生，膿血之成也，不從天下，不從地出，積微之所生也。故聖人自治於未有形也，愚者遭其已成也。

黄帝曰：其已形，不予遭，膿已成，不予見，爲之奈何？岐伯曰：膿已成，十死一生，故聖人弗使已成，而明爲良方，著之竹帛，使能者踵而傳之後世，無有終時者，爲其不予遭也。

黄帝曰：其已有膿血而後遭乎，不導之以小鍼治乎？岐伯曰：以小治小者其功小，以大治大者多害，故其已成膿血者，其唯砭石鈹鋒之所取也。

黃帝曰：多害者其不可全乎？岐伯曰：其在逆順焉。黃帝曰：願聞逆順。岐伯曰：以爲傷者，其白眼青、黑眼小，是一逆也；内藥而嘔者，是二逆也；腹痛渴甚，是三逆也；肩項中不便，是四逆也；音嘶色脱，是五逆也。除此五者爲順矣。

黃帝曰：諸病皆有逆順，可得聞乎？岐伯曰：腹脹，身熱，脈大，是一逆也；腹鳴而滿，四肢清泄，其脈大，是二逆也；衄而不止，脈大，是三逆也；欬且溲血脱形，其脈小勁，是四逆也；欬脱形，身熱，脈小以疾，是謂五逆也。如是者，不過十五日而死矣。

其腹大脹，四末清，脱形，泄甚，是一逆也；腹脹便血，其脈大，時絶，是二逆也；欬，溲血，形肉脱，脈搏，是三逆也；嘔血，胷滿引背，脈小而疾，是四逆也；欬嘔腹脹，且飧泄，其脈絶，是五逆也。如是者，不及一時而死矣。工不察此者而刺之，是謂逆治。

黃帝曰：夫子之言鍼甚駿，以配天地，上數天文，下度地紀，内別五藏，外次六府，經脈二十八會，盡有周紀。能殺生人，不能起死者，子能反之乎？岐伯曰：能殺生人，不能起死者也。黃帝曰：余聞之則爲不仁，然願聞其道，弗行於人。岐伯曰：是明道也，其必然也。其如刀劍之可以殺人，如飲酒使人醉也，雖勿診，猶可知矣。

黃帝曰：願卒聞之。岐伯曰：人之所受氣者，谷也。谷之所注者，胃也。胃者，水谷氣血之海也。海之所行雲氣者，天下也。胃之所出氣血者，經隧也。經隧者，五藏六府之大絡也，迎而奪之而已矣。黃帝曰：上下有數乎？岐伯曰：迎之五里，中道而止，五至而已，五徃而藏之氣盡矣。故五五二十五，而竭其輸矣，此所謂奪其天氣者也，非能絶其命而傾其壽者也。黄帝曰：願卒聞之。岐伯曰：窺門而刺之者，死於家中；入門而刺之者，死於堂上。黄帝曰：善乎方！明哉道！請著之玉版，以爲重寶，傳之後世，以爲刺禁，令民勿敢犯也。

五禁第六十一

黃帝問於岐伯曰：余聞刺有五禁，何謂五禁？岐伯曰：禁其不可刺也。黃帝曰：余聞刺有五奪。岐伯曰：無瀉其不可奪者也。黃帝曰：余聞刺有五過。岐伯曰：補瀉無過其度。黃帝曰：余聞刺有五逆。岐伯曰：病與脈相逆，命曰五逆。黃帝曰：余聞刺有九宜。岐伯曰：明知九鍼之論，是謂九宜。

黃帝曰：何謂五禁？願聞其不可刺之時。岐伯曰：甲乙日自乘，無刺頭，無發矇於耳內。丙丁日自乘，無振埃於肩喉廉泉。戊己日自乘四季，無刺腹去爪瀉水。庚辛日自乘，無刺關節於股膝。壬癸日自乘，無刺足脛。是謂五禁。

黃帝曰：何謂五奪？岐伯曰：形肉已奪，是一奪也；大奪血之後，是二奪也；大汗出之後，是三奪也；大泄之後，是四奪也；新產及大血之後，是五奪也。此皆不可瀉。

黃帝曰：何謂五逆？岐伯曰：熱病脈靜，汗已出，脈盛躁，是一逆也；病泄，脈洪大，是二逆也；著痺不移，䐃肉破，身熱，脈偏絶，是三逆也；滛而奪形，身熱，色夭然白，及後下血衃，血衃篤重，是謂四逆也；寒熱奪形，脈堅搏，是謂五逆也。

動輸第六十二

黄帝曰：經脈十二，而手太陰、足少陰、陽明獨動不休，何也？岐伯曰：是明胃脈也。胃爲五藏六府之海，其清氣上注於肺，肺氣從太陰而行之，其行也，以息往來，故人一呼脈再動，一吸脈亦再動，呼吸不已，故動而不止。

黄帝曰：氣之過於寸口也，上十焉息？下八焉伏？何道從還？不知其極。岐伯曰：氣之離藏也，卒然如弓弩之發，如水之下岸，上於魚以反衰，其余氣衰散以逆上，故其行微。

黄帝曰：足之陽明何因而動？岐伯曰：胃氣上注於肺，其悍氣上衝頭者，循咽，上走空竅，循眼系，入絡腦，出顑，下客主人，循牙車，合陽明，並下人迎，此胃氣别走於陽明者也。故陰陽上下，其動也若一。故陽病而陽脈小者爲逆，陰病而陰脈大者爲逆。故陰陽俱靜俱動若引繩，相傾者病。

黄帝曰：足少陰何因而動？岐伯曰：衝脈者，十二經之海也，與少陰之大絡，起於腎下，出於氣街，循陰股内廉，邪入膕中，循脛骨内廉，並少陰之經，下入内踝之後，入足下；其别者，邪入踝，出屬跗上，入大指之間，注諸絡，以溫足脛。此脈之常動者也。

黄帝曰：營衛之行也，上下相貫，如環之無端，今有其卒然遇邪氣，及逢大寒，手足懈惰，其脈陰陽之道，相輸之會，行相失也，氣何由還？岐伯曰：夫四末陰陽之會者，此氣之大絡也。四街者，氣之徑路也。故絡絶則徑通，四末解則氣從合，相輸如環。黃帝曰：善。此所謂如環無端，莫知其紀，終而復始，此之謂也。

五味論第六十三

黃帝問於少俞曰：五味入於口也，各有所走，各有所病。痠走筋，多食之，令人癃；鹹走血，多食之，令人渴；辛走氣，多食之，令人洞心；苦走骨，多食之，令人變嘔；甘走肉，多食之，令人悗心。余知其然也，不知其何由，願聞其故。

少俞荅曰：痠入於胃，其氣濇以收，上之兩焦，弗能出入也，不出即留於胃中，胃中和溫，則下注膀胱，膀胱之胞薄以懦，得痠則縮綣，約而不通，水道不行，故癃。陰者，積筋之所終也，故痠入而走筋矣。

黃帝曰：鹹走血，多食之，令人渴，何也？少俞曰：鹹入於胃，其氣上走中焦，注於脈，則血氣走之，血與鹹相得則凝，凝則胃中汁注之，注之則胃中竭，竭則咽路焦，故舌本乾而善渴。血脈者，中焦之道也，故鹹入而走血矣。

黃帝曰：辛走氣，多食之，令人洞心，何也？少俞曰：辛入於胃，其氣走於上焦，上焦者，受氣而營諸陽者也，薑韭之氣薰之，營衛之氣不時受之，久留心下，故洞心。辛與氣俱行，故辛入而與汗俱出。

黃帝曰：苦走骨，多食之，令人變嘔，何也？少俞曰：苦入於胃，五谷之氣，皆不能勝苦，苦入下脘，三焦之道皆閉而不通，故變嘔。齒者，骨之所終也，故苦入而走骨，故入而復出，知其走骨也。

黄帝曰：甘走肉，多食之，令人悗心，何也？少俞曰：甘入於胃，其氣弱小，不能上至於上焦，而與谷留於胃中者，令人柔潤者也，胃柔則緩，緩則蟲動，蟲動則令人悗心。其氣外通於肉，故甘走肉。

陰陽二十五人第六十四

黃帝曰：余聞陰陽之人，何如？伯高曰：天地之間，六合之內，不離於五，人亦應之。故五五二十五人之政，而陰陽之人不與焉。其態又不合於衆者五，余已知之矣。願聞二十五人之形，血氣之所生，別而以候，從外知內，何如？岐伯曰：悉乎哉問也！此先師之祕也，雖伯高猶不能明之也。黃帝避席遵循而却曰：余聞之，得其人弗教，是謂重失，得而洩之，天將厭之。余願得而明之，金櫃藏之，不敢揚之。岐伯曰：先立五形金木水火土，別其五色，異其五形之人，而二十五人具矣。黃帝曰：願卒聞之。岐伯曰：愼之愼之！臣請言之。

木形之人，比於上角，似於蒼帝。其爲人蒼色，小頭，長面，大肩，背直，身小，手足好，有才，勞心，少力，多憂，勞於事。能春夏不能秋冬，感而病生，足厥陰佗佗然。大角之人，比於左足少陽，少陽之上遺遺然。左角之人，比於右足少陽，少陽之下隨隨然（一曰少角）。釱角之人，比於右足少陽，少陽之上推推然（一曰右角）。判角之人，比於左足少陽，少陽之下栝栝然。

火形之人，比於上徵，似於赤帝。其爲人赤色，廣䏘，脫面，小頭，好肩背髀腹，小手足，行安地，疾心，行搖，肩背肉滿，有氣輕財，少信多慮，見事明，好顔，急心，不壽暴死。能春夏不能秋冬，秋冬感而病生，手少陰核核然。質徵之人，比於左手太陽，太陽之上肌肌然（一曰質之　一曰大徵）。少徵之人，比於右手太陽，太陽之下慆慆然。右徵之人，比於右手太陽，太陽之上鮫鮫然（一曰熊熊然）。質判之人，比於左手太陽，太陽之下支支頤頤然（一曰質徵）。

土形之人，比於上宮，似於上古黃帝。其爲人黃色，圓面，大頭，美肩背，大腹，美股脛，小手足，多肉，上下相稱，行安地，舉足浮，安心，好利人，不喜權勢，善附人也。能秋冬不能春夏，春夏感而病生，足太陰敦敦然。大宮之人，比於左足陽明，陽明之上婉婉然。加宮之人，比於左足陽明，陽明之下坎坎然（一曰衆之人）。少宮之人，比於右足陽明，陽明之上樞樞然。左宮之人，比於右足陽明，陽明之下兀兀然（一曰衆之人，一曰陽明之上）。

金形之人，比於上商，似於白帝。其爲人方面，白色，小頭，小肩背，小腹，小手足，如骨發踵外，骨輕，身清廉，急心，靜悍，善爲吏。能秋冬不能春夏，春夏感而病生，手太陰敦敦然。鈦商之人，比於左手陽明，陽明之上廉廉然。右商之人，比於左手陽明，陽明之下脫脫然。大商之人，比於右手陽明，陽明之上監監然。少商之人，比於右手陽明，陽明之下嚴嚴然。

水形之人，比於上羽，似於黑帝。其爲人黑色，面不平，大頭，廉頤，小肩，大腹，動手足，發行搖身，下尻長，背延延然，不敬畏，善欺紿人，戮死。能秋冬不能春夏，春夏感而病生，足少陰汗汗然。大羽之人，比於右足太陽，太陽之上頰頰然。少羽之人，比於左足太陽，太陽之下紆紆然。衆之爲人，比於右足太陽，太陽之下潔潔然（一曰加之人）。桎之爲人，比於左足太陽，太陽之上安安然。是故五形之人二十五變者，衆之所以相欺者是也。

黃帝曰：得其形，不得其色，何如？岐伯曰：形勝色，色勝形者，至其勝時年加，感則病行，失則憂矣。

形色相得者，富貴大樂。

黄帝曰：其形色相勝之時，年加可知乎？岐伯曰：凡年忌下上之人大忌常加，七歲，十六歲、二十五歲、三十四歲、四十三歲、五十二歲、六十一歲，皆人之大忌，不可不自安也，感則病行，失則憂矣。當此之時，無爲姦事，是謂年忌。

黄帝曰：夫子之言，脈之上下，血氣之候，以知形氣奈何？岐伯曰：足陽明之上，血氣盛則髯美長，血少氣多則髯短，故氣少血多則髯少，血氣皆少則無髯，兩吻多畫。足陽明之下，血氣盛，則下毛美長至胷；血多氣少，則下毛美短至臍，行則善高舉足，足指少肉，足善寒；血少氣多，則肉而善瘃；血氣皆少則無毛，有則稀枯悴，善痿厥足痹。

足少陽之上，氣血盛，則通髯美長；血多氣少，則通髯美短；血少氣多則少髯；血氣皆少則無鬚，感於寒濕，則善痹，骨痛爪枯也。足少陽之下，血氣盛，則脛毛美長，外踝肥；血多氣少，則脛毛美短，外踝皮堅而厚；血少氣多，則胻毛少，外踝皮薄而軟；血氣皆少則無毛，外踝瘦無肉。

足太陽之上，血氣盛則美眉，眉有毫毛；血多氣少則惡眉，面多少理；血少氣多則面多肉；血氣和則美色。足太陰之下，血氣盛則跟肉滿，踵堅；氣少血多則瘦，跟空；血氣皆少則喜轉筋，踵下痛。

手陽明之上，血氣盛則髭美，血少氣多則髭惡，血氣皆少則無髭。手陽明之下，血氣盛則腋下毛美，手魚肉以溫，氣血皆少則手瘦以寒。

手少陽之上，血氣盛則眉美以長，耳色美；血氣皆少則耳焦惡色。手少陽之下，血氣盛則手捲多肉以溫，血氣皆少則寒以瘦，氣少血多則瘦以多脈。

手太陽之上，血氣盛則多鬚，面多肉以平，血氣皆少則面瘦惡色。手太陽之下，血氣盛則掌肉充滿，血氣皆少則掌瘦以寒。

黃帝曰：二十五人者，刺之有約乎？岐伯曰：美眉者，足太陽之脈，氣血多；惡眉者，血氣少；其肥而澤者，血氣有余；肥而不澤者，氣有余，血不足；瘦而無澤者，氣血俱不足。審察其形氣有余不足而調之，可以知逆順矣。

黃帝曰：刺其諸陰陽奈何？岐伯曰：按其寸口人迎，以調陰陽，切循其經絡之凝濇，結而不通者，此於身皆爲痛痹，甚則不行，故凝濇。凝濇者，致氣以溫之，血和迺止。其結絡者，脈結血不和，決之迺行。故曰：氣有余於上者，導而下之；氣不足於上者，推而休之；其稽留不至者，因而迎之。必朙於經隧，迺能持之。寒與熱爭者，導而行之；其宛陳血不結者，則而予之。必先朙知二十五人，則血氣之所在，左右上下，刺約畢也。

鈦音第 慆他刀切 鮫音交 䀪音杭 瘃只玉切

五音五味第六十五

右徵與少徵，調右手太陽上。左商與左徵，調左手陽明上。少徵與大宮，調左手陽明上。右角與大角，調右足少陽下。大徵與少徵，調左手太陽上。衆羽與少羽，調右足太陽下。少商與右商，調右手太陽下。桎羽與衆羽，調右足太陽下。少宮與大宮，調右足陽明下。判角與少角，調右足少陽下。釱商與上商，調右足陽明下。釱商與上角，調左足太陽下。

上徵與右徵同，谷麥，畜羊，果杏，手少陽，藏心，色赤，味苦，時夏。上羽與大羽同，谷大豆，畜彘，果栗，足少陰，藏腎，色黑，味鹹，時冬。上宮與大宮同，谷稷，畜牛，果棗，足太陰，藏脾，色黄，味甘，時季夏。上商與右商同，谷黍，畜雞，果桃，手太陰，藏肺，色白，味辛，時秋。上角與大角同，谷麻，畜犬，果李，足厥陰，藏肝，色青，味痠，時春。

大宮與上角，同右足陽明上。左角與大角，同左足陽明上。少羽與大羽，同右足太陽下。左商與右商，同左手陽明上。加宮與大宮，同左足少陽上。質判與大宮，同左手太陽下。判角與大角，同左足少陽下。大羽與大角，同右足太陽上。大角與大宮，同右足少陽上。右徵、少徵、質徵、上徵、判徵；右角、釱角、上角、大角、判角；右商、少商、釱商、上商、左商；少宫、上宫、大宫、加宫、左角宫；衆羽、桎羽、上羽、大羽、少羽。

黄帝曰：婦人無須者，無血氣乎？岐伯曰：衝脈、任脈皆起於胞中，上循背裏，爲經絡之海。其浮而外者，循腹右上行，會於咽喉，别而絡脣口。血氣盛則充膚熱肉，血獨盛則澹滲皮膚，生毫毛。今婦人之生，有余於氣，不足於血，以其數脱血也，衝任之脈，不榮口脣，故須不生焉。

黄帝曰：士人有傷於陰，陰氣絶而不起，陰不用，然其須不去，其故何也？宦者獨去何也？願聞其故。岐伯曰：宦者去其宗筋，傷其衝脈，血瀉不復，皮膚内結，脣口不榮，故須不生。

黄帝曰：其有天宦者，未嘗被傷，不脱於血，然其須不生，其故何也？岐伯曰：此天之所不足也，其任衝不盛，宗筋不成，有氣無血，脣口不榮，故須不生。

黄帝曰：善乎哉！聖人之通萬物也，若日月之光影，音聲鼓響，聞其聲而知其形，其非夫子，孰能明萬物之精？是故聖人視其顔色，黄赤者多熱氣，青白者少熱氣，黑色者多血少氣。美眉者，太陽多血；通髯極須者，少陽多血；美鬚者，陽明多血。此其時然也。夫人之常數，太陽常多血少氣，少陽常多氣少血，陽明常多血多氣，厥陰常多氣少血，少陰常多血少氣，太陰常多血少氣。此天之常數也。

百病始生第六十六

黄帝問於岐伯曰：夫百病之始生也，皆生於風雨寒暑、清濕喜怒。喜怒不節則傷藏，風雨則傷上，清濕則傷下。三部之氣，所傷異類，願聞其會。岐伯曰：三部之氣各不同，或起於陰，或起於陽，請言其方。喜怒不節則傷藏，藏傷則病起於陰也；清濕襲虛，則病起於下；風雨襲虛，則病起於上。是謂三部。至於其淫泆，不可勝數。

黄帝曰：余固不能數，故問先師，願卒聞其道。岐伯曰：風雨寒熱，不得虛，邪不能獨傷人。卒然逢疾風暴雨而不病者，蓋無虛，故邪不能獨傷人。此必因虛邪之風，與其身形，兩虛相得，迺客其形；兩實相逢，衆人肉堅。其中於虛邪也，因於天時，與其身形，參以虛實，大病迺成。氣有定舍，因處爲名，上下中外，分爲三員。

是故虛邪之中人也，始於皮膚，皮膚緩則腠理開，開則邪從毛髮入，入則抵深，深則毛髮立，毛髮立則淅然，故皮膚痛；留而不去，則傳舍於絡脈，在絡之時，痛於肌肉，其痛之時息，大經迺代；留而不去，傳舍於經，在經之時，洒淅喜驚；留而不去，傳舍於輸，在輸之時，六經不通四肢，則肢節痛，腰脊迺強；留而不去，傳舍於伏衝之脈，在伏衝之時，體重身痛；留而不去，傳舍於腸胃，在腸胃之時，賁響腹脹，多寒則腸鳴飧泄，食不化，多熱則溏出麋；留而不去，傳舍於腸胃之外、募原之間，留著於脈，稽留而不去，息而成積。或著孫脈，或著絡脈，或著經脈，或著輸脈，或著於伏衝之脈，或著於膂筋，或著於腸胃之募原，上連於緩筋，邪氣淫泆，不可勝論。

黃帝曰：願盡聞其所由然。岐伯曰：其著孫絡之脈而成積者，其積往來上下，臂手孫絡之居也，浮而緩，不能句積而止之，故往來移行腸胃之間，水湊滲注灌，濯濯有音，有寒則䐜，䐜滿雷引，故時切痛。其著於陽明之經，則挾臍而居，飽食則益大，饑則益小。其著於緩筋也，似陽明之積，飽食則痛，饑則安。其著於腸胃之募原也，痛而外連於緩筋，飽食則安，饑則痛。其著於伏衝之脈者，揣之應手而動，發手則熱氣下於兩股，如湯沃之狀。其著於膂筋在腸後者，饑則積見，飽則積不見，按之不得。其著於輸之脈者，閉塞不通，津液不下，孔竅乾壅。此邪氣之從外入内，從上下也。

黃帝曰：積之始生，至其已成，奈何？岐伯曰：積之始生，得寒迺生，厥迺成積也。黃帝曰：其成積奈何？岐伯曰：厥氣生足悗，悗生脛寒，脛寒則血脈凝濇，血脈凝濇則寒氣上入於腸胃，入於腸胃則䐜脹，䐜脹則腸外之汁沫迫聚不得散，日以成積。卒然多食飲則腸滿，起居不節、用力過度則絡脈傷。陽絡傷則血外溢，血外溢則衄血；陰絡傷則血内溢，血内溢則後血。腸胃之絡傷，則血溢於腸外，腸外有寒，汁沫與血相摶，則並合凝聚不得散，而積成矣。卒然外中於寒，若内傷於憂怒，則氣上逆，氣上逆則六輸不通，溫氣不行，凝血蘊裹而不散，津液濇滲，著而不去，而積皆成矣。

黃帝曰：其生於陰者奈何？岐伯曰：憂思傷心；重寒傷肺；忿怒傷肝；醉以入房，汗出當風，傷脾；用力過度，若入房汗出浴，則傷腎。此内外三部之所生病者也。

黃帝曰：善。治之奈何？岐伯荅曰：察其所痛，以知其應，有余不足，當補則補，當瀉則瀉，毋逆天時，是謂至治。泆音亦

行鍼第六十七

黄帝問於岐伯曰：余聞九鍼於夫子，而行之於百姓，百姓之血氣各不同形，或神動而氣先鍼行，或氣與鍼相逢，或鍼已出氣獨行，或數刺迺知，或發鍼而氣逆，或數刺病益劇。凡此六者，各不同形，願聞其方。

岐伯曰：重陽之人，其神易動，其氣易往也。黄帝曰：何謂重陽之人？岐伯曰：重陽之人，熇熇高高，言語善疾，舉足善高，心肺之藏氣有余，陽氣滑盛而揚，故神動而氣先行。黄帝曰：重陽之人而神不先行者，何也？岐伯曰：此人頗有陰者也。黄帝曰：何以知其頗有陰也？岐伯曰：多陽者多喜，多陰者多怒，數怒者易解，故曰頗有陰，其陰陽之離合難，故其神不能先行也。

黄帝曰：其氣與鍼相逢奈何？岐伯曰：陰陽和調，而血氣淖澤滑利，故鍼入而氣出，疾而相逢也。

黄帝曰：鍼已出而氣獨行者，何氣使然？岐伯曰：其陰氣多而陽氣少，陰氣沈而陽氣浮者内藏，故鍼已出，氣迺隨其後，故獨行也。

黄帝曰：數刺迺知，何氣使然？岐伯曰：此人之多陰而少陽，其氣沈而氣往難，故數刺迺知也。

黄帝曰：鍼入而氣逆者，何氣使然？岐伯曰：其氣逆與其數刺病益甚者，非陰陽之氣，浮沈之勢也，此皆麤之所敗，上之所失，其形氣無過焉。

上膈第六十八

黄帝曰：氣爲上膈者，食飲入而還出，余已知之矣。蟲爲下膈，下膈者，食晬時迺出，余未得其意，願卒聞之。

岐伯曰：喜怒不適，食飲不節，寒溫不時，則寒汁流於腸中，流於腸中則蟲寒，蟲寒則積聚，守於下管，則腸胃充郭，衛氣不營，邪氣居之。人食則蟲上食，蟲上食則下管虛，下管虛則邪氣勝之，積聚以留，留則癰成，癰成則下管約。其癰在管內者，即而痛深；其癰在外者，則癰外而痛浮，癰上皮熱。

黄帝曰：刺之奈何？岐伯曰：微按其癰，視氣所行，先淺刺其傍，稍內益深，還而刺之，毋過三行。察其沈浮，以爲深淺。已刺必熨，令熱入中，日使熱內，邪氣益衰，大癰迺潰。伍以參禁，以除其內，恬憺無爲，迺能行氣，後以鹹苦，化谷迺下矣。潰音會

憂恚無言第六十九

黃帝問於少師曰：人之卒然憂恚而言無音者，何道之塞，何氣出行，使音不彰？願聞其方。少師荅曰：咽喉者，水谷之道也。喉嚨者，氣之所以上下者也。會厭者，音聲之戶也。口脣者，音聲之扇也。舌者，音聲之機也。懸雍垂者，音聲之關也。頏顙者，分氣之所泄也。橫骨者，神氣所使，主發舌者也。故人之鼻洞涕出不收者，頏顙不開，分氣失也。是故厭小而疾薄，則發氣疾，其開闔利，其出氣易；其厭大而厚，則開闔難，其氣出遲，故重言也。人卒然無音者，寒氣客於厭，則厭不能發，發不能下，至其開闔不致，故無音。

黃帝曰：刺之奈何？岐伯曰：足之少陰，上繫於舌，絡於橫骨，終於會厭。兩瀉其血脈，濁氣迺辟。會厭之脈，上絡任脈，取之天突，其厭迺發也。

寒熱第七十

黃帝問於岐伯曰：寒熱瘰癧在於頸腋者，皆何氣使生？岐伯曰：此皆鼠瘻寒熱之毒氣也，留於脈而不去者也。

黃帝曰：去之奈何？岐伯曰：鼠瘻之本，皆在於藏，其末上出於頸腋之間，其浮於脈中，而未內著於肌肉而外爲膿血者，易去也。

黃帝曰：去之奈何？岐伯曰：請從其本引其末，可使衰去而絶其寒熱。審按其道以予之，徐往徐來以去之。其小如麥者，一刺知，三刺而已。

黃帝曰：決其生死奈何？岐伯曰：反其目視之，其中有赤脈，上下貫瞳子。見一脈，一歲死；見一脈半，一歲半死；見二脈，二歲死；見二脈半，二歲半死；見三脈，三歲而死。見赤脈不下貫瞳子，可治也。

邪客第七十一

黄帝問於伯高曰：夫邪氣之客人也，或令人目不瞑，不臥出者，何氣使然？伯高曰：五谷入於胃也，其糟粕、津液、宗氣分爲三隧。故宗氣積於胷中，出於喉嚨，以貫心脈，而行呼吸焉。營氣者，泌其津液，注之於脈，化以爲血，以榮四末，内注五藏六府，以應刻數焉。衛氣者，出其悍氣之慓疾，而先行於四末、分肉、皮膚之間，而不休者也。晝日行於陽，夜行於陰，常從足少陰之分間，行於五藏六府。今厥氣客於五藏六府，則衛氣獨衛其外，行於陽，不得入於陰。行於陽則陽氣盛，陽氣盛則陽蹻陷；不得入於陰，陰虚，故目不瞑。

黄帝曰：善。治之奈何？伯高曰：補其不足，瀉其有余，調其虚實，以通其道而去其邪，飲以半夏湯一劑，陰陽已通，其臥立至。

黄帝曰：善。此所謂決瀆壅塞，經絡大通，陰陽和得者也。願聞其方。伯高曰：其湯方以流水千里以外者八升，揚之萬徧，取其清五升煑之，炊以葦薪，火沸，置秫米一升，治半夏五合，徐炊，令竭爲一升半，去其滓，飲汁一小杯，日三，稍益，以知爲度。故其病新發者，覆杯則臥，汗出則已矣；久者，三飲而已也。

黄帝問於伯高曰：願聞人之肢節以應天地奈何？伯高荅曰：天圓地方，人頭圓足方以應之。天有日月，人有兩目。地有九州，人有九竅。天有風雨，人有喜怒。天有雷電，人有音聲。天有四時，人有四肢。天有五音，人有五藏。天有六律，人有六府。天有冬夏，人有寒熱。天有十日，人有手十指。辰有十二，人有足十指，莖、垂以應之，女子不足二節，以抱人形。天有陰陽，人有夫妻。歲有三百六十五日，人有三百六十五節。地有高山，人有肩膝。地有深谷，人有腋膕。地有十二經水，人有十二經脈。地有泉脈，人有衛氣。地有草蓂，人有毫毛。天有晝夜，人有臥起。天有列星，人有牙齒。地有小山，人有小節。地有山石，人有高骨。地有林木，人有募筋。地有聚邑，人有䐃肉。歲有十二月，人有十二節。地有四時不生草，人有無子。此人與天地相應者也。

黃帝問於岐伯曰：余願聞持鍼之數，內鍼之理，縱舍之意，扞皮開腠理，奈何？脈之屈折、出入之處，焉至而出，焉至而止，焉至而徐，焉至而疾，焉至而入，六府之輸於身者，余願盡聞。少序別離之處，離而入陰，別而入陽，此何道而從行？願盡聞其方。岐伯曰：帝之所問，鍼道畢矣。黃帝曰：願卒聞之。岐伯曰：手太陰之脈，出於大指之端，內屈，循白肉際，至本節之後太淵，留以澹，外屈，上於本節下，內屈，與陰諸絡會於魚際，數脈並注，其氣滑利，伏行壅骨之下，外屈，出於寸口而行，上至於肘內廉，入於大筋之下，內屈，上行臑陰，入腋下，內屈，走肺。此順行逆數之屈折也。

心主之脈，出於中指之端，內屈，循中指內廉以上，留於掌中，伏行兩骨之間，外屈，出兩筋之間，骨肉之際，其氣滑利，上二寸，外屈，出行兩筋之間，上至肘內廉，入於小筋之下，留兩骨之會，上入於胷中，內絡於心脈。

黃帝曰：手少陰之脈獨無腧何也？岐伯曰：少陰，心脈也。心者，五藏六府之大主也，精神之所舍也，其藏堅固，邪弗能容也。容之則心傷，心傷則神去，神去則死矣。故諸邪之在於心者，皆在於心之包絡。包絡者，心主之脈也，故獨無腧焉。

黄帝曰：少陰獨無腧者，不病乎？岐伯曰：其外經病而藏不病，故獨取其經於掌後鋭骨之端。其余脈出入屈折，其行之徐疾，皆如手少陰、心主之脈行也。故本腧者，皆因其氣之虚實疾徐以取之，是謂因衝而瀉，因衰而補。如是者，邪氣得去，眞氣堅固，是謂因天之序。

黄帝曰：持鍼縱舍奈何？岐伯曰：必先明知十二經脈之本末，皮膚之寒熱，脈之盛衰滑濇。其脈滑而盛者，病日進；虚而細者，久以持；大以濇者，爲痛痹；陰陽如一者，病難治。其本末尚熱者，病尚在；其熱以衰者，其病亦去矣。持其尺，察其肉之堅脆、大小、滑濇、寒温、燥濕。因視目之五色，以知五藏而決死生；視其血脈，察其色，以知其寒熱痛痹。

黄帝曰：持鍼縱舍，余未得其意也。岐伯曰：持鍼之道，欲端以正，安以靜，先知虚實，而行疾徐，左手執骨，右手循之，無與肉果。瀉欲端以正，補必閉膚，輔鍼導氣，邪得淫泆，眞氣得居。

黄帝曰：扦皮開腠理奈何？岐伯曰：因其分肉，左別其膚，微内而徐端之，適神不散，邪氣得去。

黄帝問於岐伯曰：人有八虚，各何以候？岐伯荅曰：以候五藏。黄帝曰：候之奈何？岐伯曰：肺心有邪，其氣留於兩肘；肝有邪，其氣流於兩腋；脾有邪，其氣留於兩髀；腎有邪，其氣留於兩膕。凡此八虚者，皆機關之室，眞氣之所過，血絡之所遊，邪氣惡血，固不得住留，住留則傷筋絡骨節，機關不得屈伸，故痀攣也。

泌兵媚切　扦苦旱切　痀音拘

通天第七十二

黄帝問於少師曰：余嘗聞人有陰陽，何謂陰人？何謂陽人？少師曰：天地之間，六合之内，不離於五，人亦應之，非徒一陰一陽而已也。而略言耳，口弗能徧明也。

黄帝曰：願略聞其意，有賢人聖人，心能備而行之乎？少師曰：蓋有太陰之人、少陰之人、太陽之人、少陽之人、陰陽和平之人。凡五人者，其態不同，其筋骨氣血各不等。

黄帝曰：其不等者，可得聞乎？少師曰：太陰之人，貪而不仁，下齊湛湛，好内而惡出，心和而不發，不務於時，動而後之。此太陰之人也。

少陰之人，小貪而賊心，見人有亾，常若有得，好傷好害，見人有榮，迺反慍怒，心疾而無恩。此少陰之人也。

太陽之人，居處於於，好言大事，無能而虛說，志發於四野，舉措不顧是非，爲事如常自用，事雖敗而常無悔。此太陽之人也。

少陽之人，諟諦好自貴，有小小官，則高自宜，好爲外交而不内附。此少陽之人也。

陰陽和平之人，居處安静，無爲懼懼，無爲欣欣，婉然從物，或與不爭，與時變化，尊則謙謙，譚而不治，是謂至治。

古之善用鍼艾者，視人五態迺治之，盛者瀉之，虚者補之。

黄帝曰：治人之五態奈何？少師曰：太陰之人，多陰而無陽，其陰血濁，其衛氣濇，陰陽不和，緩筋而厚皮，不之疾瀉，不能移之。

少陰之人，多陰少陽，小胃而大腸，六府不調，其陽明脈小，而太陽脈大，必審調之，其血易脱，其氣易敗也。

太陽之人，多陽而少陰，必謹調之，無脱其陰，而瀉其陽，陽重脱者易狂，陰陽皆脱者，暴死不知人也。

少陽之人，多陽少陰，經小而絡大，血在中而氣外，實陰而虚陽，獨瀉其絡脈則強，氣脱而疾，中氣不足，病不起也。

陰陽和平之人，其陰陽之氣和，血脈調，謹診其陰陽，視其邪正，安容儀，審有余不足，盛則瀉之，虚則補之，不盛不虚，以經取之。此所以調陰陽，别五態之人者也。

黄帝曰：夫五態之人者，相與毋故，卒然新會，未知其行也，何以别之？少師荅曰：衆人之屬，不如五態之人者，故五五二十五人，而五態之人不與焉。五態之人尤不合於衆者也。

黄帝曰：别五態之人奈何？少師曰：太陰之人，其狀黮黮然黑色，念然下意，臨臨然長大，膕然未僂。此太陰之人也。

少陰之人，其狀清然竊然，固以陰賊，立而躁嶮，行而似伏。此少陰之人也。

太陽之人，其狀軒軒儲儲，反身折膕。此太陽之人也。

少陽之人，其狀立則好仰，行則好搖，其兩臂兩肘則常出於背。此少陽之人也。

陰陽和平之人，其狀委委然，隨隨然，顒顒然，愉愉然，𥇦𥇦然，豆豆然，衆人皆曰君子。此陰陽和平之人也。

諟上紙切 黮直稔切 𥇦辭緣切

卷之十一

官能第七十三

黃帝問於岐伯曰：余聞九鍼於夫子衆多矣，不可勝數。余推而論之，以爲一紀，余司誦之，子聽其理，非則語余，請其正道，令可久傳，後世無患，得其人迺傳，非其人勿言。岐伯稽首再拜曰：請聽聖王之道。

黃帝曰：用鍼之理，必知形氣之所在，左右上下，陰陽表裏，血氣多少，行之逆順，出入之合，謀伐有過。知解結，知補虛瀉實，上下氣門，明通於四海，審其所在，寒熱淋露，以輸異處，審於調氣，明於經隧，左右肢絡，盡知其會。寒與熱爭，能合而調之；虛與實鄰，知決而通之；左右不調，把而行之，明於逆順，迺知可治；陰陽不奇，故知起時。審於本末，察其寒熱，得邪所在，萬刺不殆。知官九鍼，刺道畢矣。

明於五輸，徐疾所在，屈伸出入，皆有條理。言陰與陽，合於五行，五藏六府，亦有所藏。四時八風，盡有陰陽，各得其位，合於明堂，各處色部，五藏六府，察其所痛，左右上下，知其寒溫，何經所在。審皮膚之寒溫滑濇，知其所苦；膈有上下，知其氣所在。先得其道，稀而踈之，稍深以留，故能徐入之。大熱在上，推而下之；從下上者，引而去之；視前痛者，常先取之；大寒在外，留而補之；入於中者，從合瀉之。鍼所不爲，灸之所宜。上氣不足，推而揚之；下氣不足，積而從之；陰陽皆虛，火自當之。厥而寒甚，骨廉陷下，寒過於膝，下陵三里。陰絡所過，得之留止，寒入於中，推而行之，經陷下者，火則當之。結絡堅緊，火所治之。不知所苦，兩蹻之下，男陰女陽，良工所禁，鍼論畢矣。

用鍼之服，必有濃則，上視天光，下司八正，以辟奇邪，而觀百姓，審於虛實，無犯其邪。是得天之露，遇歲之虛，救而不勝，反受其殃。故曰：必知天忌，迺言鍼意。濃於往古，驗於來今，觀於窈冥，通於無窮，麤之所不見，良工之所貴，莫知其形，若神髣髴。

邪氣之中人也，洒淅動形；正邪之中人也，微先見於色，不知於其身，若在若無，若亾若存，有形無形，莫知其情。是故上工之取氣，迺救其萌芽；下工守其已成，因敗其形。是故工之用鍼也，知氣之所在，而守其門戶，明於調氣，補瀉所在，徐疾之意，所取之處。瀉必用員，切而轉之，其氣迺行，疾而徐出，邪氣迺出，伸而迎之。遙大其穴，氣出迺疾。補必用方，外引其皮，令當其門，左引其樞，右推其膚，微旋而徐推之，必端以正，安以靜，堅心無解，欲微以留，氣下而疾出之，推其皮，蓋其外門，眞氣迺存。用鍼之要，無忘其神。

雷公問於黃帝曰：《鍼論》曰：得其人迺傳，非其人勿言。何以知其可傳？黃帝曰：各得其人，任之其能，故能明其事。雷公曰：願聞官能奈何？黃帝曰：明目者，可使視色；聰耳者，可使聽音；捷疾辭語者，可使傳論；語徐而安靜、手巧而心審諦者，可使行鍼艾，理血氣而調諸逆順，察陰陽而兼諸方；緩節柔筋而心和調者，可使導引行氣；疾毒言語輕人者，可使唾癰呪病；爪苦手毒，爲事善傷者，可使按積抑痺。各得其能，方迺可行，其名迺彰；不得其人，其功不成，其師無名。故曰：得其人迺言，非其人勿傳。此之謂也。手毒者，可使試按黿，置黿於器下而按其上，五十日而死矣，手甘者，復生如故也。出入之合（一本作會）把而行之（一本作犯而行之）窈。

冥（一本作冥冥）

論疾診尺第七十四

黃帝問於岐伯曰：余欲無視色持脈，獨調其尺以言其病，從外知內，爲之奈何？岐伯曰：審其尺之緩急、小大、滑濇，肉之堅脆，而病形定矣。

視人之目窠上微癰，如新臥起狀，其頸脈動，時欬，按其手足上，窅而不起者，風水膚脹也。

尺膚滑，其淖澤者，風也；尺肉弱者，解㑊，安臥脫肉者，寒熱不治；尺膚滑而澤脂者，風也；尺膚濇者，風痺也；尺膚麤如枯魚之鱗者，水泆飲也；尺膚熱甚，脈盛躁者，病溫也，其脈盛而滑者，病且出也；尺膚寒，其脈小者，泄、少氣；尺膚炬然先熱後寒者，寒熱也；尺膚先寒，从大之而熱者，亦寒熱也。

肘所獨熱者，腰以上熱；手所獨熱者，腰以下熱；肘前獨熱者，膺前熱；肘後獨熱者，肩背熱；臂中獨熱者，腰腹熱；肘後麤以下三四寸熱者，腸中有蟲；掌中熱者，腹中熱；掌中寒者，腹中寒；魚上白肉有青血脈者，胃中有寒。尺炬然熱，人迎大者，當奪血；尺堅大，脈小甚，少氣，悗有加，立死。

目赤色者病在心，白在肺，青在肝，黃在脾，黑在腎。黃色不可名者，病在胷中。

診目痛，赤脈從上下者，太陽病；從下上者，陽明病；從外走內者，少陽病。

診寒熱，赤脈上下至瞳子，見一脈，一歲死，見一脈半，一歲半死，見二脈，二歲死，見二脈半，二歲半死，見三脈，三歲死。

診齲齒痛，按其陽之來，有過者獨熱，在左左熱，在右右熱，在上上熱，在下下熱。

診血脈者，多赤多熱，多青多痛，多黑爲久痺，多赤、多黑、多青皆見者，寒熱身痛。而色微黃，齒垢黃，爪甲上黃，黃疸也。安臥，小便黃赤，脈小而濇者，不嗜食。

人病，其寸口之脈與人迎之脈小大等，及其浮沈等者，病難已也。女子手少陰脈動甚者，姙子。嬰兒病，其頭毛皆逆上者，必死。耳間青脈起者，掣痛。大便赤瓣，飧泄，脈小者，手足寒，難已；飧泄，脈小，手足溫，泄易已。

四時之變，寒暑之勝，重陰必陽，重陽必陰。故陰主寒，陽主熱。故寒甚則熱，熱甚則寒。故曰寒生熱，熱生寒。此陰陽之變也。故曰：冬傷於寒，春生癉熱；春傷於風，夏生後泄腸澼；夏傷於暑，秋生痎瘧；秋傷於濕，冬生欬嗽。是謂四時之序也。

目窠（音科） 窅（音杳） 炬然（許及切亦作及然） 齲（丘禹切齒蠹） 掣（尺列切） 痎瘧（上音皆瘦瘧也）

刺節眞邪第七十五

黄帝問於岐伯曰：余聞刺有五節，奈何？岐伯曰：固有五節：一曰振埃，二曰發矇，三曰去爪，四曰徹衣，五曰解惑。黄帝曰：夫子言五節，余未知其意。岐伯曰：振埃者，刺外經，去陽病也；發矇者，刺府輸，去府病也；去爪者，刺關節肢絡也；徹衣者，盡刺諸陽之奇輸也；解惑者，盡知調陰陽，補瀉有余不足，相傾移也。

黄帝曰：刺節言振埃，夫子迺言刺外經，去陽病，余不知其所謂也。願卒聞之。岐伯曰：振埃者，陽氣大逆，上滿於胷中，憤䐜肩息，大氣逆上，喘喝坐伏，病惡埃煙，䭇不得息，請言振埃，尚疾於振埃。黄帝曰：善。取之何如？岐伯曰：取之天容。黄帝曰：其欬上氣，窮詘胷痛者，取之奈何？岐伯曰：取之廉泉。黄帝曰：取之有數乎？岐伯曰：取天容者，無過一里，取廉泉者，血變而止。帝曰：善哉！

黄帝曰：刺節言發矇，余不得其意。夫發矇者，耳無所聞，目無所見。夫子迺言刺府輸，去府病，何輸使然？願聞其故。岐伯曰：妙乎哉問也！此刺之大約，鍼之極也，神眀之類也，口說書卷，猶不能及也。請言發矇耳，尚疾於發矇也。黄帝曰：善。願卒聞之。岐伯曰：刺此者，必於日中，刺其聽宫，中其眸子，聲聞於耳，此其輸也。黄帝曰：善。何謂聲聞於耳？岐伯曰：刺邪以手堅按其兩鼻竅而疾偃，其聲必應於鍼也。黄帝曰：善。此所謂弗見爲之，而無目視，見而取之，神眀相得者也。

黄帝曰：刺節言去爪，夫子迺言刺關節肢絡，願卒聞之。岐伯曰：腰脊者，身之大關節也。肢脛者，人之管以趨翔也。莖垂者，身中之機，陰精之候，津液之道也。故飲食不節，喜怒不時，津液內溢，迺下留於睾，血道不通，日大不休，俛仰不便，趨翔不能。此病滎然有水，不上不下，鈹石所取，形不可匿，常不得蔽，故命曰去爪。帝曰：善。

黄帝曰：刺節言徹衣，夫子迺言盡刺諸陽之奇輸，未有常處也，願卒聞之。岐伯曰：是陽氣有余而陰氣不足，陰氣不足則內熱，陽氣有余則外熱，內熱相搏，熱於懷炭，外畏綿帛近，不可近身，又不可近席，腠理閉塞，則汗不出，舌焦脣槁腊乾嗌燥，飲食不讓美惡。黄帝曰：善。取之奈何？岐伯曰：或之於其天府、大杼三痏，又刺中膂，以去其熱，補足手太陰，以去其汗，熱去汗稀，疾於徹衣。黄帝曰：善。

黄帝曰：刺節言解惑，夫子迺言盡知調陰陽，補瀉有余不足，相傾移也，惑何以解之？岐伯曰：大風在身，血脈偏虛，虛者不足，實者有余，輕重不得，傾側宛伏，不知東西，不知南北，乍上乍下，乍反乍復，顛倒無常，甚於迷惑。黄帝曰：善。取之奈何？岐伯曰：瀉其有余，補其不足，陰陽平復，用鍼若此，疾於解惑。黄帝曰：善。請藏之靈蘭之室，不敢妄出也。

黄帝曰：余聞刺有五邪，何謂五邪？岐伯曰：病有持癰者，有容大者，有狹小者，有熱者，有寒者，是謂五邪。黄帝曰：刺五邪奈何？岐伯曰：凡刺五邪之方，不過五章，痺熱消滅，腫聚散亾，寒痺益溫，小者益陽，大者必去，請道其方。

凡刺癰邪無迎隴，易俗移性不得膿，脆道更行去其鄉，不安處所迺散亾。諸陰陽過癰者，取之其輸瀉之。

凡刺大邪日以小，泄奪其有余迺益虛。剽其通，鍼其邪，肌肉親，視之毋有，反其眞，刺諸陽分肉間。

凡刺小邪日以大，補其不足迺無害。視其所在迎之界，遠近盡至。其不得外，侵而行之迺自費，刺分肉間。

凡刺熱邪越而蒼，出遊不歸迺無病，爲開通辟門戶，使邪得出病迺已。

凡刺寒邪日以溫，徐往徐來致其神，門戶已閉氣不分，虛實得調其氣存也。

黄帝曰：官鍼奈何？岐伯曰：刺癰者用鈹鍼，刺大者用鋒鍼，刺小者用員利鍼，刺熱者用鑱鍼，刺寒者用毫鍼也。

請言解論。與天地相應，與四時相副，人參天地，故可爲解。下有漸洳，上生葦蒲，此所以知形氣之多少也。陰陽者，寒暑也，熱則滋雨而在上，根荄少汁。人氣在外，皮膚緩，腠理開，血氣減，汁大泄，皮淖澤。寒則地凍水冰，人氣在中，皮膚緻，腠理閉，汗不出，血氣強，肉堅濇。當是之時，善行水者，不能往冰；善穿地者，不能鑿凍；善用鍼者，亦不能取四厥；血脈凝結，堅搏不往來者，亦未可即柔。故行水者，必待天溫冰釋凍解，而水可行，地可穿也。人脈猶是也。治厥者，必先熨調和其經，掌與腋、肘與脚、項與脊以調之，火氣已通，血脈迺行，然後視其病，脈淖澤者，刺而平之，堅緊者，破而散之，氣下迺止，此所謂以解結者也。

用鍼之類，在於調氣，氣積於胃，以通營衛，各行其道。宗氣留於海，其下者注於氣街，其上者走於息道。故厥在於足，宗氣不下，脈中之血，凝而留止，弗之火調，弗能取之。用鍼者，必先察其經絡之實虛，切而循之，按而彈之，視其應動者，迺後取之而下之。六經調者，謂之不病，雖病，謂之自已也。一經上實下虛而不通者，此必有橫絡盛加於大經，令之不通，視而瀉之，此所謂解結也。

上寒下熱，先刺其項太陽，久留之，已刺則熨項與肩胛，令熱下合迺止，此所謂推而上之者也。上熱下寒，視其虛脈而陷之於經絡者取之，氣下迺止，此所謂引而下之者也。

大熱偏身，狂而妄見、妄聞、妄言，視足陽眀及大絡取之，虛者補之，血而實者瀉之，因其偃臥，居其頭前，以兩手四指挾按頸動脈，久持之，卷而切推，下至缺盆中，而復止如前，熱去迺止，此所謂推而散之者也。

黃帝曰：有一脈生數十病者，或痛，或癰，或熱，或寒，或痒，或痹，或不仁，變化無窮，其故何也？岐伯曰：此皆邪氣之所生也。

黃帝曰：余聞氣者，有眞氣，有正氣，有邪氣。何謂眞氣？岐伯曰：眞氣者，所受於天，與谷氣並而充身也。正氣者，正風也，從一方來，非實風，又非虛風也。邪氣者，虛風之賊傷人也，其中人也深，不能自去。正風者，其中人也淺，合而自去，其氣來柔弱，不能勝眞氣，故自去。

虛邪之中人也，洒淅動形，起毫毛而發腠理。其入深，內搏於骨，則爲骨痹；搏於筋，則爲筋攣；搏於脈中，則爲血閉不通，則爲癰；搏於肉，與衛氣相搏，陽勝者則爲熱，陰勝者則爲寒，寒則眞氣去，去則虛，虛則寒；搏於皮膚之間，其氣外發，腠理開，毫毛搖，氣往來行，則爲癢；留而不去，則痹；衛氣不行，則爲不仁。

虛邪偏容於身半，其入深，內居榮衛，榮衛稍衰，則眞氣去，邪氣獨留，發爲偏枯。其邪氣淺者，脈偏痛。

虛邪之入於身也深，寒與熱相搏，久留而內著，寒勝其熱，則骨疼肉枯，熱勝其寒，則爛肉腐肌爲膿，內傷骨，內傷骨爲骨蝕。有所疾前筋，筋屈不得伸，邪氣居其間而不反，發爲筋溜。有所結，氣歸之，衛氣留之，不得反，津液久留，合而爲腸溜，久者數歲迺成，以手按之柔。已有所結，氣歸之，津液留之，邪氣中之，凝結日以易甚，連以聚居，爲昔瘤，以手按之堅。有所結，深中骨，氣因於骨，骨與氣並，日以益大，則爲骨疽。有所結，中於肉，宗氣歸之，邪留而不去，有熱則化而爲膿，無熱則爲肉疽。凡此數氣者，其發無常處，而有常名也。

餔（音噎）　窾腊（思亦切）　剽其（匹妙切）　漸洳（上替下音如草音根相牽引貌）

衛氣行第七十六

黄帝問於岐伯曰：願聞衛氣之行，出入之合，何如？岐伯曰：歲有十二月，日有十二辰，子午爲經，卯酉爲緯。天周二十八宿，而一面七星，四七二十八星，房昴爲緯，虚張爲經，是故房至畢爲陽，昴至心爲陰，陽主晝，陰主夜。故衛氣之行，一日一夜五十周於身，晝日行於陽二十五周，夜行於陰二十五周，周於五藏。

是故平旦陰盡，陽氣出於目，目張則氣上行於頭，循項下足太陽，循背下至小指之端。其散者，別於目鋭眥，下手太陽，下至手小指之間外側。其散者，別於目鋭眥，下足少陽，注小指次指之間。以上循手少陽之分側，下至小指之間。別者以上至耳前，合於頷脈，注足陽明，以下行至跗上，入五指之間。其散者，從耳下下手陽明，入大指之間，入掌中。其至於足也，入足心，出内踝下，行陰分，復合於目，故爲一周。

是故日行一舍，人氣行一周與十分身之八；日行二舍，人氣行三周於身與十分身之六；日行三舍，人氣行於身五周與十分身之四；日行四舍，人氣行於身七周與十分身之二；日行五舍，人氣行於身九周；日行六舍，人氣行於身十周與十分身之八；日行七舍，人氣行於身十二周在身與十分身之六；日行十四舍，人氣二十五周於身有奇分與十分身之二，陽盡於陰，陰受氣矣。其始入於陰，常從足少陰注於腎，腎注於心，心注於肺，肺注於肝，肝注於脾，脾復注於腎爲周。是故夜行一舍，人氣行於陰藏一周與十分藏之八，亦如陽行之二十五周，而復合於目。陰陽一日一夜，合有奇分十分身之四，與十分藏之二，是故人之所以臥起之時有早晏者，奇分不盡故也。

黄帝曰：衛氣之在於身也，上下往來不以期，候氣而刺之，奈何？伯高曰：分有多少，日有長短，春秋冬夏，各有分理，然後常以平旦爲紀，以夜盡爲始。是故一日一夜，水下百刻，二十五刻者，半日之度也，常如是毋已，日入而止，隨日之長短，各以爲紀而刺之。謹候其時，病可與期，失時反候者，百病不治。故曰：刺實者，刺其來也；刺虚者，刺其去也。此言氣存亾之時，以候虚實而刺之。是故謹候氣之所在而刺之，是謂逢時。在於三陽，必候其氣在於陽而刺之；病在於三陰，必候其氣在陰分而刺之。

水下一刻，人氣在太陽；水下二刻，人氣在少陽；水下三刻，人氣在陽明；水下四刻，人氣在陰分。水下五刻，人氣在太陽；水下六刻，人氣在少陽；水下七刻，人氣在陽明；水下八刻，人氣在陰分。水下九刻，人氣在太陽；水下十刻，人氣在少陽；水下十一刻，人氣在陽明；水下十二刻，人氣在陰分。水下十三刻，人氣在太陽；水下十四刻，人氣在少陽；水下十五刻，人氣在陽明；水下十六刻，人氣在陰分。水下十七刻，人氣在太陽；水下十八刻，人氣在少陽；水下十九刻，人氣在陽明；水下二十刻，人氣在陰分。水下二十一刻，人氣在太陽；水下二十二刻，人氣在少陽；水下二十三刻，人氣在陽明；水下二十四刻，人氣在陰分。水下二十五刻，人氣在太陽，此半月之度也。從房至畢一十四舍，水下五十刻，日行半度，迴行一舍，水下三刻與七分刻之四。《大要》曰：常以日之加於宿上也，人氣在太陽，是故日行一舍，人氣行三陽行與陰分，常如是

無已，天與地同紀，紛紛盼盼，終而復始，一日一夜，水下百刻而盡矣。盼盼按太素音義云普巴切

九宮八風第七十七

正邪實虛風八合

立夏 巽 陰洛	夏至 离 上天	立秋 坤 玄委
春分 震 倉門	招 中央 搖	秋分 兊 倉果
立春 艮 天留	冬至 坎 葉蟄	立冬 乾 新洛

立秋二 玄委 西南方	秋分七 倉果 西方
立冬六 新洛 西北方	夏至九 上天 南方
招搖五中央	冬至一 葉蟄 北方
立夏四 陰洛 東南方	春分三 倉門 東方
立春八 天留 東北方	

太一常以冬至之日，居葉蟄之宮四十六日，朙日居天留四十六日，朙日居倉門四十六日，朙日居陰洛四十五日，朙日居天宮四十六日，朙日居玄委四十六日，朙日居倉果四十六日，朙日居新洛四十五日，朙日復居葉蟄之宮，曰冬至矣。

太一日遊，以冬至之日，居葉蟄之宮，數所在，日從一處，至九日，復反於一，常如是無已，終而復始。

太一移日，天必應之以風雨，以其日風雨則吉，歲美民安少病矣。先之則多雨，後之則多汗。太一在冬至之日有變，占在君；太一在春分之日有變，占在相；太一在中宮之日有變，占在吏；太一在秋分之日有變，占在將；太一在夏至之日有變，占在百姓。所謂有變者，太一居五宮之日，病風折樹木，揚沙石。各以其所主，占貴賤。因視風所從來而占之。風從其所居之鄉來爲實風，主生，長養萬物。從其衝後來爲虛風，傷人者也，主殺主害者。謹候虛風而避之，故聖人日避虛邪之道，如避矢石然，邪弗能害。此之謂也。

是故太一入徙，立於中宮，迺朝八風，以占吉凶也。風從南方來，名曰大弱風。其傷人也，內舍於心，外在於脈，氣主熱。風從西南方來，名曰謀風。其傷人也，內舍於脾，外在於肌，其氣主爲弱。風從西方來，名曰剛風。其傷人也，內舍於肺，外在於皮膚，其氣主爲燥。風從西北方來，名曰折風。其傷人也，內舍於小腸，外在於手太陽脈，脈絶則溢，脈閉則結不通，善暴死。風從北方來，名曰大剛風。其傷人也，內舍於腎，外在於骨與肩背之膂筋，其氣生爲寒也。風從東北方來，名曰凶風。其傷人也，內舍於大腸，外在於兩脇腋骨下及肢節。風從東方來，名曰嬰兒風。其傷人也，內舍於肝，外在於筋紐，其氣主爲身濕。風從東南方來，名曰弱風。其傷人也，內舍於胃，外在肌肉，其氣主體重。此八風皆從其虛之鄉來，迺能病人。三虛相搏，則爲暴病卒死。兩實一虛，病則爲淋露寒熱。犯其雨濕之地，則爲痿。故聖人避風如避矢石焉。其有三虛而偏中於邪風，則爲擊仆偏枯矣。

九鍼論第七十八

黄帝曰：余聞九鍼於夫子，衆多博大矣，余猶不能寤，敢問九鍼焉生？何因而有名？岐伯曰：九鍼者，天地之大數也，始於一而終於九。故曰：一以灋天，二以灋地，三以灋人，四以灋時，五以灋音，六以灋律，七以灋星，八以灋風，九以灋野。

黄帝曰：以鍼應九之數奈何？岐伯曰：夫聖人之起天地之數也，一而九之，故以立九野，九而九之，九九八十一，以起黄鐘數焉，以鍼應數也。

一者，天也。天者，陽也，五藏之應天者肺。肺者，五藏六府之蓋也。皮者，肺之合也，人之陽也。故爲之治鍼，必以大其頭而鋭其末，令無得深入而陽氣出。

二者，地也。人之所以應土者，肉也。故爲之治鍼，必筩其身而員其末，令無得傷肉分，傷則氣得竭。

三者，人也。人之所以成生者，血脈也。故爲之治鍼，必大其身而員其末，令可以按脈勿陷，以致其氣，令邪氣獨出。

四者，時也。時者，四時八風之客於經絡之中，爲瘤病者也。故爲之治鍼，必筩其身而鋒其末，令可以瀉熱出血，而痼病竭。

五者，音也。音者，冬夏之分，分於子午，陰與陽別，寒與熱爭，兩氣相搏，合爲癰膿者也。故爲之治鍼，必令其末如劒鋒，可以取大膿。

六者，律也。律者，調陰陽四時而合十二經脈，虛邪客於經絡而爲暴痺者也。故爲之治鍼，必令尖如氂，且員且銳，中身微大，以取暴氣。

七者，星也。星者，人之七竅。邪之所客於經，而爲痛痺，舍於經絡者也。故爲之治鍼，令尖如蟁䖟喙，靜以徐往，微以久留，正氣因之，眞邪俱往，出鍼而養者也。

八者，風也。風者，人之股肱八節也。八正之虛風，八風傷人，內舍於骨解腰脊節腠理之間，爲深痺也。故爲之治鍼，必長其身，鋒其末，可以取深邪遠痺。

九者，野也。野者，人之節解，皮膚之間也。淫邪流溢於身，如風水之狀，而溜不能過於機關大節者也。故爲之治鍼，令尖如挺，其鋒微員，以取大氣之不能過於關節者也。

黃帝曰：鍼之長短有數乎？岐伯曰：一曰鑱鍼者，取灋於巾鍼，去末寸半，卒銳之，長一寸六分，主熱在頭身也。二曰員鍼，取灋於絮鍼，箭其身而卵其鋒，長一寸六分，主治分間氣。三曰鍉鍼，取灋於黍粟之銳，長三寸半，主按脈取氣，令邪出。四曰鋒鍼，取灋於絮鍼，箭其身，鋒其末，長一寸六分，主癰熱出血。五曰鈹鍼，取灋於劒鋒，廣二分半，長四寸，主大癰膿，兩熱爭者也。六曰員利鍼，取灋於氂鍼，微大其末，反小其身，令可深内也，長一寸六分，主取癰痺者也。七曰毫鍼，取灋於毫毛，長一寸六分，主寒熱痛痺在絡者也。八曰長鍼，取灋於綦鍼，長七寸，主取深邪遠痺者也。九曰大鍼，取灋於鋒鍼，其鋒微員，長四寸，主取大氣不出關節者也。鍼形畢矣。此九鍼大小長短灋也。

黄帝曰：願聞身形應九野奈何？岐伯曰：請言身形之應九野也。左足應立春，其日戊寅己丑；左脇應春分，其日乙卯；左手應立夏，其日戊辰己巳；膺喉首頭應夏至，其日丙午；右手應立秋，其日戊申己未；右脇應秋分，其日辛酉；右足應立冬，其日戊戌己亥；腰尻下竅應冬至，其日壬子。六府膈下三藏應中州，其大禁，大禁太一所在之日及諸戊己。凡此九者，善候八正所在之處，所主左右上下身體有癰腫者，欲治之，無以其所直之日潰治之，是謂天忌日也。

形樂志苦，病生於脈，治之以灸刺。形苦志樂，病生於筋，治之以熨引。形樂志樂，病生於肉，治之以鍼石。形苦志苦，病生於咽喝，治之以甘藥。形數驚恐，筋脈不通，病生於不仁，治之以按摩醪藥。是謂形。

五藏氣：心主噫，肺主欬，肝主語，脾主呑，腎主欠。六府氣：膽爲怒，胃爲氣逆噦，大腸小腸爲泄，膀胱不約爲遺溺，下焦溢爲水。

五味：痠入肝，辛入肺，苦入心，甘入脾，鹹入腎，淡入胃。是謂五味。

五並：精氣並肝則憂，並心則喜，並肺則悲，並腎則恐，並脾則畏。是謂五精之氣並於藏也。

五惡：肝惡風，心惡熱，肺惡寒，腎惡燥，脾惡濕。此五藏氣所惡也。

五液：心主汗，肝主泣，肺主涕，腎主唾，脾主涎。此五液所出也。

五勞：久視傷血，久臥傷氣，久坐傷肉，久立傷骨，久行傷筋。此五久勞所病也。

五走：痠走筋，辛走氣，苦走血，鹹走骨，甘走肉。是謂五走也。

五裁：病在筋，無食痠；病在氣，無食辛；病在骨，無食鹹；病在血，無食苦；病在肉，無食甘。口嗜而欲食之，不可多也，必自裁也，命曰五裁。

五發：陰病發於骨，陽病發於血，以味發於氣，陽病發於冬，陰病發於夏。

五邪：邪入於陽，則爲狂；邪入於陰，則爲血痺；邪入於陽，轉則爲癲疾；邪入於陰，轉則爲瘖；陽入之於陰，病靜；陰出之於陽，病喜怒。

五藏：心藏神，肺藏魄，肝藏魂，脾藏意，腎藏精志也。

五主：心主脈，肺主皮，肝主筋，脾主肌，腎主骨。

陽明多血多氣，太陽多血少氣，少陽多氣少血，太陰多血少氣，厥陰多血少氣，少陰多氣少血。故曰：刺陽明出血氣，刺太陽出血惡氣，刺少陽出氣惡血，刺太陰出血惡氣，刺厥陰出血惡氣，刺少陰出氣惡血也。

足陽明太陰爲表裏，少陽厥陰爲表裏，太陽少陰爲表裏，是謂足之陰陽也。手陽明太陰爲表裏，少陽心主爲表裏，太陽少陰爲表裏，是謂手之陰陽也。

箭（音同）鍉（音低）鍼巾鍼（一本作布緘）五走（五湊）五裁（素作問五禁）

歲露論第七十九

黄帝問於岐伯曰：經言夏日傷暑，秋病瘧。瘧之發以時，其故何也？岐伯對曰：邪客於風府，病循膂而下，衛氣一日一夜，常大會於風府，其明日日下一節，故其日作晏。此其先客於脊背也。故每至於風府則腠理開，腠理開則邪氣入，邪氣入則病作，此所以日作尚晏也。衛氣之行風府，日下一節，二十一日下至尾底，二十二日入脊内，注於伏衝之脈，其行九日，出於缺盆之中，其氣上行，故其病稍益至；其内搏於五藏，横連募原，其道遠，其氣深，其行遲，不能日作，故次日迺稸積而作焉。

黄帝曰：衛氣每至於風府，腠理迺發，發則邪入焉。其衛氣日下一節，則不當風府，奈何？岐伯曰：風府無常，衛氣之所應，必開其腠理，氣之所舍節，則其府也。

黄帝曰：善。夫風之與瘧也，相與同類，而風常在，而瘧特以時休，何也？岐伯曰；風氣留其處，瘧氣隨經絡沈以内搏，故衛氣應迺作也。帝曰：善。

黄帝問於少師曰：余聞四時八風之中人也，故有寒暑。寒則皮膚急而腠理閉，暑則皮膚緩而腠理開。賊風邪氣，因得以入乎？將必須八正虚邪，迺能傷人乎？少師荅曰：不然。賊風邪氣之中人也，不得以時，然必因其開也。其入深，其内極病，其病人也卒暴；因其閉也，其入淺以留，其病也徐以遲。

黃帝曰：有寒溫和適，腠理不開，然有卒病者，其故何也？少師荅曰：帝弗知邪入乎？雖平居，其腠理開閉緩急，其故常有時也。黃帝曰：可得聞乎？少師曰：人與天地相參也，與日月相應也。故月滿則海水西盛。人血氣積，肌肉充，皮膚緻，毛髮堅，腠理郄，煙垢著。當是之時，雖遇賊風，其入淺不深。至其月郭空，則海水東盛，人氣血虛，其衛氣去，形獨居，肌肉減，皮膚縱，腠理開，毛髮殘，膲理薄，煙垢落。當是之時，遇賊風則其入深，其病人也卒暴。

黃帝曰：其有卒然暴死暴病者，何也？少師荅曰：三虛者，其死暴疾也；得三實者，邪不能傷人也。黃帝曰：願聞三虛。少師曰：乘年之衰，逢月之空，失時之和，因爲賊風所傷，是謂三虛。故論不知三虛，工反爲麤。帝曰：願聞三實。少師曰：逢年之盛，遇月之滿，得時之和，雖有賊風邪氣，不能危之也。黃帝曰：善乎哉論！明乎哉道！請藏之金匱，命曰三實。然此一夫之論也。

黃帝曰：願聞歲之所以皆同病者，何因而然？少師曰：此八正之候也。黃帝曰：候之奈何？少師曰：候此者，常以冬至之日，太一立於葉蟄之宮，其至也，天必應之以風雨者矣。風雨從南方來者，爲虛風，賊傷人者也。其以夜半至也，萬民皆臥而弗犯也，故其歲民小病。其以晝至者，萬民懈惰而皆中於虛風，故萬民多病。虛邪入客於骨而不發於外，至其立春，陽氣大發，腠理開，因立春之日，風從西方來，萬民又皆中於虛風，此兩邪相搏，經氣結代者矣。故諸逢其風而遇其雨者，命曰遇歲露焉。因歲之和，而少賊風者，民少病而少死；歲多賊風邪氣，寒溫不和，則民多病而死矣。

黃帝曰：虛邪之風，其所傷貴賤何如？候之奈何？少師荅曰：正月朔日，太一居天留之宮，其日西北風，不雨，人多死矣。正月朔日，平旦北風，春，民多死。正月朔日，平旦北風行，民病多者，十有三也。正月朔日，日中北風，夏，民多死。正月朔日，夕時北風，秋，民多死。終日北風，大病死者十有六。正月朔日，風從南方來，命曰旱鄉，從西方來，命曰白骨，將國有殃，人多死亾。正月朔日，風從東方來，發屋，揚沙石，國有大災也。正月朔日，風從東南方行，春有死亾。正月朔，天利溫不風，糴賤，民不病；天寒而風，糴貴，民多病。此所謂候歲之風，䘌傷人者也。二月丑不風，民多心腹病。三月戌不溫，民多寒熱。四月巳不暑，民多癉病。十月申不寒，民多暴死。諸所謂風者，皆發屋，折樹木，揚沙石，起毫毛，發腠理者也。理郄乙逆切

大惑論第八十

黄帝問於岐伯曰：余嘗上於清泠之臺，中階而顧，匍匐而前，則惑。余私異之，竊内怪之，獨瞑獨視，安心定氣，久而不解。獨博獨眩，披髮長跪，俛而視之，後久之不已也。卒然自上，何氣使然？

岐伯對曰：五藏六府之精氣，皆上注於目而爲之精。精之窠爲眼，骨之精爲瞳子，筋之精爲黑眼，血之精爲絡，其窠氣之精爲白眼，肌肉之精爲約束，裹擷筋骨血氣之精，而與脈並爲系，上屬於腦，後出於項中，故邪中於項。因逢其身之虛，其入深，則隨眼系以入於腦。入於腦則腦轉，腦轉則引目系急，目系急則目眩以轉矣。邪其精，其精所中，不相比也則精散，精散則視歧，視歧見兩物。目者，五藏六府之精也，營衛魂魄之所常營也，神氣之所生也。故神勞則魂魄散，志意亂。是故瞳子、黑眼灋於陰，白眼、赤脈灋於陽也，故陰陽合傳而精明也。目者，心使也。心者，神之舍也。故神精亂而不轉，卒然見非常處，精神魂魄，散不相得，故曰惑也。

黄帝曰：余疑其然。余每之東苑，未曾不惑，去之則復，余唯獨爲東苑勞神乎？何其異也？岐伯曰：不然也。心有所喜，神有所惡，卒然相感，則精氣亂，視悮故惑，神移迺復。是故間者爲迷，甚者爲惑。

黄帝曰：人之善忘者，何氣使然？岐伯曰：上氣不足，下氣有余，腸胃實而心肺虛。虛則營衛留於下，久之不以時上，故善忘也。

黃帝曰：人之善饑而不嗜食者，何氣使然？岐伯曰：精氣並於脾，熱氣留於胃，胃熱則消谷，谷消故善饑。胃氣逆上，則胃脘寒，故不嗜食也。

黃帝曰：病而不得臥者，何氣使然？岐伯曰：衛氣不得入於陰，常留於陽。留於陽則陽氣滿，陽氣滿則陽蹻盛，不得入於陰則陰氣虛，故目不瞑矣。

黃帝曰：病目而不得視者，何氣使然？岐伯曰：衛氣留於陰，不得行於陽。留於陰則陰氣盛，陰氣盛則陰蹻滿，不得入於陽則陽氣虛，故目閉也。

黃帝曰：人之多臥者，何氣使然？岐伯曰：此人腸胃大而皮膚濕，而分肉不解焉。腸胃大則衛氣留久，皮膚濕則分肉不解，其行遲。夫衛氣者，晝日常行於陽，夜行於陰，故陽氣盡則臥，陰氣盡則寤。故腸胃大，則衛氣行留久；皮膚濕，分肉不解，則行遲。留於陰也久，其氣不清，則欲瞑，故多臥矣。其腸胃小，皮膚滑以緩，分肉解利，衛氣之留於陽也久，故少瞑焉。

黃帝曰：其非常經也，卒然多臥者，何氣使然？岐伯曰：邪氣留於上膲，上膲閉而不通，已食若飲湯，衛氣留久於陰而不行，故卒然多臥焉。

黃帝曰：善。治此諸邪奈何？岐伯曰：先其藏府，誅其小過，後調其氣，盛者瀉之，虛者補之。必先明知其形志之苦樂，定迺取之。

裹擷奚結切神分方文切

癰疽第八十一

黄帝曰：余聞腸胃受谷，上焦出氣，以溫分肉，而養骨節，通腠理。中焦出氣如露，上注谿谷，而滲孫脈，津液和調，變化而赤爲血，血和則孫脈先滿溢，迺注於絡脈，皆盈，迺注於經脈。陰陽已張，因息迺行，行有經紀，周有道理，與天合同，不得休止。切而調之，從虛去實，瀉則不足，疾則氣減，留則先後。後虛去虛，補則有余，血氣已調，形氣迺持。余已知血氣之平與不平，未知癰疽之所從生，成敗之時，死生之期，有遠近，何以度之，可得聞乎？

岐伯曰：經脈留行不止，與天同度，與地合紀。故天宿失度，日月薄蝕，地經失紀，水道流溢，草萓不成，五谷不殖，徑路不通，民不往來，巷聚邑居，則別離異處。血氣猶然，請言其故。夫血脈營衛，周流不休，上應星宿，下應經數。寒邪客於經絡之中則血泣，血泣則不通，不通則衛氣歸之，不得復反，故癰腫。寒氣化爲熱，熱勝則腐肉，肉腐則爲膿。膿不瀉則爛筋，筋爛則傷骨，骨傷則髓消，不當骨空，不得泄瀉，血枯空虛，則筋骨肌肉不相榮，經脈敗漏，熏於五藏，藏傷故死矣。

黄帝曰：願盡聞癰疽之形與忌、曰名。岐伯曰：癰發於嗌中，名曰猛疽。猛疽不治，化爲膿，膿不瀉，塞咽，半日死。其化爲膿者，瀉則合豕膏，冷食，三日而已。

發於頸，名曰夭疽。其癰大以赤黑，不急治，則熱氣下入淵腋，前傷任脈，內熏肝肺。熏肝肺十余日而死矣。陽留大發，消腦留項，名曰腦爍。其色不樂，項痛而如刺以鍼。煩心者，死不可治。

發於肩及臑，名曰疵癰。其狀赤黑，急治之，此令人汗出至足，不害五藏。癰發四五日，逞焫之。

發於腋下赤堅者，名曰米疽。治之以砭石，欲細而長，踈砭之，塗以豕膏，六日已，勿裹之。其癰堅而不潰者，爲馬刀、挾癭，急治之。

發於胷，名曰井疽。其狀如大豆，三四日起，不早治，下入腹不治，七日死矣。

發於膺，名曰甘疽。色青，其狀如谷實菰𤬪，常苦寒熱，急治之，去其寒熱，十歲死，死後出膿。

發於脇，名曰敗疵。敗疵者，女子之病也，灸之，其病大癰膿，治之，其中迺有生肉，大如赤小豆，剉蔆翹草根各一升，以水一鬥六升煑之，竭爲取三升，則強飲，厚衣坐於釜上，令汗出至足已。

發於股脛，名曰股脛疽。其狀不甚變，而癰膿搏骨，不急治，三十日死矣。

發於尻，名曰鋭疽。其狀赤堅大，急治之，不治，三十日死矣。

發於股陰，名曰赤施。不急治，六十日死。在兩股之內，不治，十日而當死。

發於膝，名曰疵癰，其狀大癰，色不變，寒熱，如堅石，勿石，石之者死，須其柔，迺石之者生。

諸癰疽之發於節而相應者，不可治也。發於陽者，百日死；發於陰者，三十日死。

發於脛，名曰兔齧。其狀赤至骨，急治之，不治害人也。

發於内踝，名曰走緩。其狀癰也，色不變，數石其輸，而止其寒熱，不死。

發於足上下，名曰四淫。其狀大癰，急治之，百日死。

發於足傍，名曰厲癰。其狀不大，初如小指發，急治之，去其黑者，不消輒益，不治，百日死。

發於足指，名脫癰。其狀赤黑，死不治；不赤黑，不死。不衰，急斬之，不則死矣。

黄帝曰：夫子言癰疽，何以別之？岐伯曰：營衛稽留於經脈之中，則血泣而不行，不行則衛氣從之而不通，壅遏而不得行，故熱。大熱不止，熱勝則肉腐，肉腐則爲膿。然不能陷，骨髓不爲燋枯，五藏不爲傷，故命曰癰。

黄帝曰：何謂疽？岐伯曰：熱氣淳盛，下陷肌膚，筋髓枯，内連五藏，血氣竭，當其癰下，筋骨良肉皆無余，故命曰疽。疽者，上之皮夭以堅，上如牛領之皮。癰者，其皮上薄以澤。此其候也。

草萓（鱼鐖切） 血泣（音澁） 菰䉉（古括樓字） 臑（奴到切 又音儒） 菱翹（力升切） 不則（上府九切） 夭（音么色不明也）

黃帝內經靈樞：

針灸學的奠基經典，掌握經脈運行，闡述人體經絡系統的運行原理

主　　編：楊建宇，李楊，祁爍
發 行 人：黃振庭
出 版 者：崧燁文化事業有限公司
發 行 者：崧燁文化事業有限公司
E-mail：sonbookservice@gmail.com
粉 絲 頁：https://www.facebook.com/sonbookss/
網　　址：https://sonbook.net/
地　　址：台北市中正區重慶南路一段 61 號 8 樓
8F., No.61, Sec. 1, Chongqing S. Rd., Zhongzheng Dist., Taipei City 100, Taiwan

電　　話：(02)2370-3310
傳　　真：(02)2388-1990
印　　刷：京峯數位服務有限公司
律師顧問：廣華律師事務所 張珮琦律師

定　　價：299 元
發行日期：2024 年 11 月第一版
◎本書以 POD 印製

國家圖書館出版品預行編目資料

黃帝內經靈樞：針灸學的奠基經典，掌握經脈運行，闡述人體經絡系統的運行原理 / 楊建宇，李楊，祁爍主編 . -- 第一版 . -- 臺北市：崧燁文化事業有限公司 , 2024.11
面；　公分
POD 版
ISBN 978-626-416-136-7(平裝)
1.CST: 靈樞 2.CST: 中醫典籍
413.112　　　113017449

電子書購買

爽讀 APP

臉書